病院で使える イラスト英単語

菱田治子【監修】 奥 裕美 朝澤恭子【著】

MEDICAL VIEW

Illustrated English Terms for Health Care Workers
(ISBN978-4-7583-0435-1 C3047)

Supervisor:	Haruko Hishida
Authors:	Hiromi Oku
	Kyoko Asazawa

2013. 2. 10 1st ed

©MEDICAL VIEW, 2013
Printed and Bound in Japan

Medical View Co., Ltd.
2-30 Ichigayahonmuracho, Shinjuku-ku, Tokyo, 162-0845, Japan
E-mail ed@medicalview.co.jp

はじめに

　病院という特殊な環境で使う言葉は，なかなか一般的には馴染みがなく，覚えにくいものです。今回はそのような言葉にできる限りイラストをつけて親しみやすく，分かりやすくしました。覚えなくてもそのページのイラストや言葉を指差して使っていただくこともでき，大変便利です。

　実際に病院で仕事をした経験をもとに，取り上げる言葉を厳選し，イラストの表情にまでこだわって，読者の皆様に喜んで手にとって使っていただけるよう工夫をしました。

　カタカナ表記には自ずから限界がありますが，できるだけ実際の発音に似せて表記したつもりです。太文字にアクセントを置いて読んでみてください。きっと通じると思います。

　英語に怖じず，病院でのコミュニケーションを楽しんでいただくために，本書が一助になれば大変嬉しいです。

　最後になりましたが，こんな楽しい企画を提案してくださり，出版まで支えてくださったメジカルビュー社の吉川みゆき様，高橋 学様にあらためて感謝いたします。

平成25年1月吉日
聖路加看護大学英語教授
菱田治子

身体の部位　　　　　　　　　　　　1

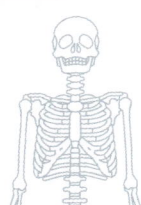

人体の区分 ……………………… 2
位置 ……………………………… 3
頭部 ……………………………… 4
顔 ………………………………… 5
上半身と腕 ……………………… 6
手 ………………………………… 7
下半身と脚 ……………………… 8
足 ………………………………… 9
上半身の骨 ……………………… 10
上肢の骨 ………………………… 11
下半身と下肢の骨 ……………… 12
脳・神経 ………………………… 13
呼吸器 …………………………… 14
循環器 …………………………… 15
消化器１ ………………………… 16
消化器２ ………………………… 17
内分泌・代謝 …………………… 18
腎・尿路 ………………………… 19
男性生殖器 ……………………… 20
女性生殖器 ……………………… 21
血液・免疫 ……………………… 22

症候・徴候　　　　　　　　　　　23

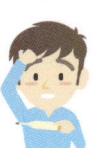

一般的な症候１ ………………… 24
一般的な症候２ ………………… 25
一般的な症候３ ………………… 26
脳・神経 ………………………… 27
呼吸器 …………………………… 28
循環器 …………………………… 29
消化器 …………………………… 30

CONTENTS

- 腎・尿路 ……………………… 31
- 生殖器 ………………………… 32
- 耳・鼻・咽喉・眼 …………… 33
- 皮膚1 ………………………… 34
- 皮膚2 ………………………… 35
- 排泄物 ………………………… 36

疾病と創傷　37

- 骨・筋・関節の痛み1 ……… 38
- 骨・筋・関節の痛み2 ……… 39
- 脳・神経 ……………………… 40
- 精神疾患 ……………………… 41
- 呼吸器 ………………………… 42
- 循環器 ………………………… 43
- 消化器1 ……………………… 44
- 消化器2 ……………………… 45
- 腎・泌尿器 …………………… 46
- 血液・免疫 …………………… 47
- 感染症 ………………………… 48
- 内分泌・代謝 ………………… 49
- 婦人科系疾患 ………………… 50
- 耳・鼻・咽喉・眼 …………… 51
- 皮膚 …………………………… 52
- 小児疾患 ……………………… 53
- 創傷 …………………………… 54

診察　55

- 身体診察 ……………………… 56
- 身体の状態 …………………… 57
- バイタルサイン1 …………… 58
- バイタルサイン2 …………… 59

検査　　61

- 一般的な検査 ………………………………… 62
- 画像検査 ……………………………………… 63
- 内視鏡検査 …………………………………… 64
- その他の検査 ………………………………… 65
- 検査機器 ……………………………………… 66

治療と療法　　67

- 治療と手術1 ………………………………… 68
- 治療と手術2 ………………………………… 69
- 体位1 ………………………………………… 70
- 体位2 ………………………………………… 71

薬剤　　73

- 内用 …………………………………………… 74
- 外用 …………………………………………… 75
- 薬剤1 ………………………………………… 76
- 薬剤2 ………………………………………… 77
- 一般用語 ……………………………………… 78

病院　　79

- 病棟1 ………………………………………… 80
- 病棟2 ………………………………………… 81
- 外来 …………………………………………… 82
- 支払い ………………………………………… 83
- 病室 …………………………………………… 84
- その他 ………………………………………… 85

CONTENTS

看護用品・機器　　　　　87

- 消耗品1 ……………………… 88
- 消耗品2 ……………………… 89
- 計測用品 ……………………… 90
- 医療機器 ……………………… 91
- 備品 …………………………… 92

患者さんの日常生活　　　　　93

- 身づくろい1 ………………… 94
- 身づくろい2 ………………… 95
- 食事 …………………………… 96
- 排泄 …………………………… 97
- 睡眠 …………………………… 98
- 身周り品 ……………………… 99

ウィメンズヘルス　　　　　101

- 妊娠 ……………………………102
- 分娩 ……………………………103
- 産褥 ……………………………104
- 新生児と幼児のケア …………105
- ウィメンズヘルス ……………106

INDEX　　　　　107

- 表1　単位換算表 ……………………… 60
- 表2　薬の用法 ………………………… 72
- 表3　病院で働くスタッフの名称 …… 86
- 表4　日常生活動作 ……………………100
- 表5　痛みの表現 ………………………100

本書の使い方

病院で外国人の患者さんと"コミュニケーション"をとるために，これだけは必要と思われる英単語を，さまざまな場面を想定してまとめました。ベッドサイドでイラストを"ゆびさし"すれば，患者さんと簡単な意思疎通ができます。また，カタカナ表記の読み方もついていますので，医学英単語の学習にもぴったりです。ぜひ白衣やケーシーのポケットに入れて持ち歩いてください。いざというとき，きっと役に立ちますよ！

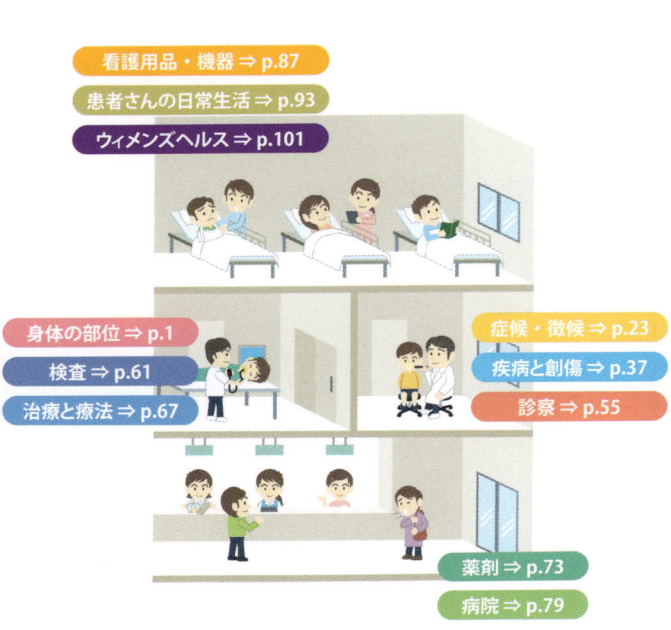

- 看護用品・機器 ⇒ p.87
- 患者さんの日常生活 ⇒ p.93
- ウィメンズヘルス ⇒ p.101
- 身体の部位 ⇒ p.1
- 検査 ⇒ p.61
- 治療と療法 ⇒ p.67
- 症候・徴候 ⇒ p.23
- 疾病と創傷 ⇒ p.37
- 診察 ⇒ p.55
- 薬剤 ⇒ p.73
- 病院 ⇒ p.79

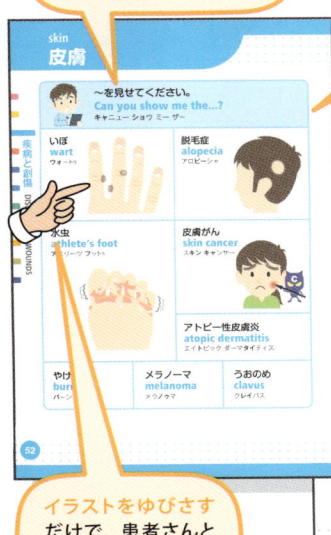

よく使われるフレーズを掲載しました。"…"となっているところに英単語をあてはめると，簡単な会話ができます。

英単語にはカタカナ表記で読み方がついています。太字になっているところにアクセントを置いて読んでみてください。

イラストをゆびさすだけで，患者さんとコミュニケーションをとることができます。

Advanced Expresson は 一歩進んだ表現です。英単語に慣れてきたら，ここにある表現にもトライしてください。

監修・著者紹介

菱田治子

津田塾大学卒業後，UTSA（テキサス州立大学）で修士課程修了。現在，聖路加看護大学英語担当教授。医療分野の英語に携わり，日本医学英語教育学会の設立当初（1998年）から理事を務める。ロングセラーの「アクセプトされる医学英語論文を書こう！」（メジカルビュー社）の翻訳他，医療英語関連の著書あり。

奥　裕美

看護師・保健師・看護学修士。
聖路加看護大学卒業後，聖路加国際病院外科系病棟勤務，聖路加看護大学大学院博士前期（修士）課程修了。聖路加看護大学助教として主に看護管理学の講義や実習を担当。現在は聖路加看護大学大学院博士後期課程に在学中。

朝澤恭子

看護師・助産師・看護学修士。
都内で助産師として病院勤務後，助産教育に従事。聖路加看護大学大学院博士前期（修士）課程修了。現在は聖路加看護大学大学院博士後期課程に在学中。

身体の部位
BODY PARTS

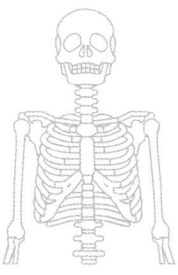

body parts
人体の区分

身体の部位 BODY PARTS

① 頭 **head** ヘッドゥ
② 顔 **face** フェイス
③ 頸 **neck** ネック
④ 胸部 **chest** チェストゥ
⑤ 腹部 **abdomen** アブダミン
⑥ 腕 **arm** アーム
⑦ 肩 **shoulder** ショウダー
⑧ 上腕 **upper arm** アッパー アーム
⑨ 前腕 **forearm** フォアアーム
⑩ 手 **hand** ハンドゥ
⑪ 脚 **leg** レッグ
⑫ 大腿 **thigh** サイ
⑬ 膝 **knee** ニー
⑭ 下腿 **crus** クラス
⑮ 足 **foot** フットゥ

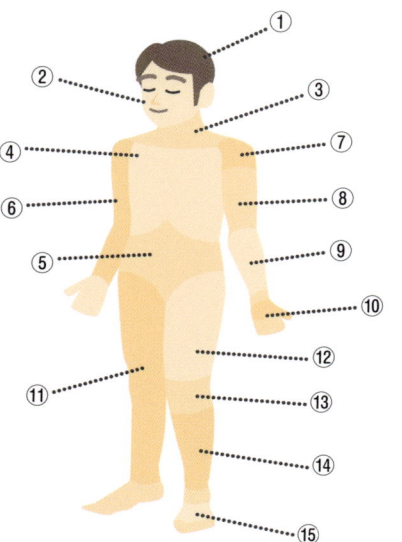

location
位置

① 上方の **superior** スピリア
② 下方の **inferior** インフィリア
③ 前方の **anterior** アンティリア
④ 後方の **posterior** ポスティリア
⑤ 側方の **lateral** ラテロゥ
⑥ 内の **internal** インターナゥ
⑦ 外の **external** エクスターナゥ
⑧ 右の **right** ライトゥ
⑨ 左の **left** レフトゥ
⑩ 内転 **adduction** アダクション
⑪ 外転 **abduction** アブダクション

身体の部位 BODY PARTS

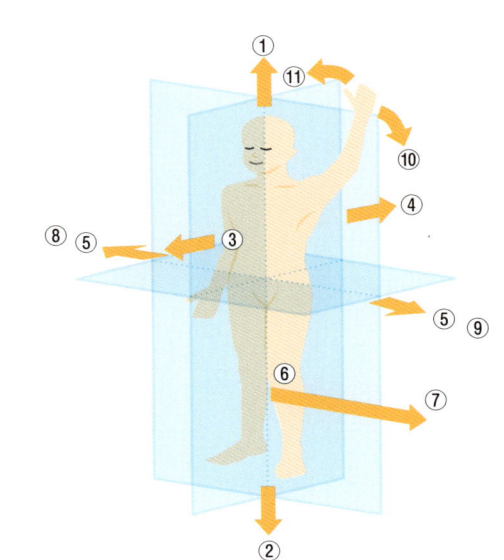

head
頭部

身体の部位 / BODY PARTS

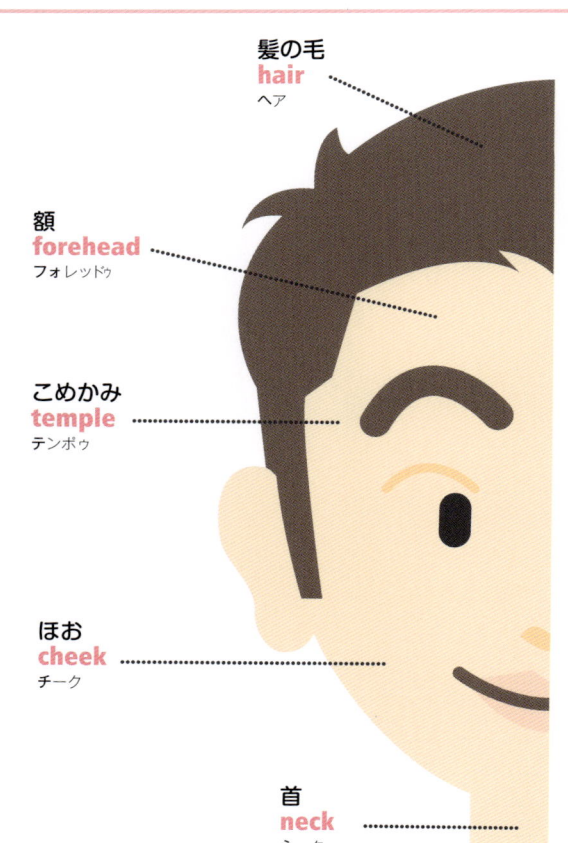

髪の毛
hair
ヘア

額
forehead
フォレッドゥ

こめかみ
temple
テンポゥ

ほお
cheek
チーク

首
neck
ネック

face
顔

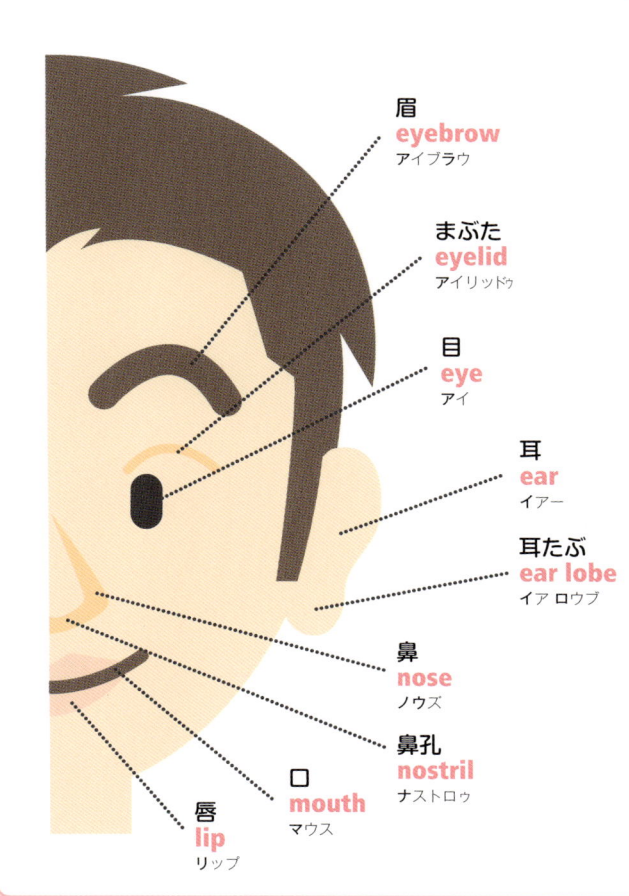

眉
eyebrow
アイブラウ

まぶた
eyelid
アイリッドゥ

目
eye
アイ

耳
ear
イアー

耳たぶ
ear lobe
イア ロウブ

鼻
nose
ノウズ

鼻孔
nostril
ナストロゥ

口
mouth
マウス

唇
lip
リップ

身体の部位 BODY PARTS

upper body and arm
上半身と腕

身体の部位 / BODY PARTS

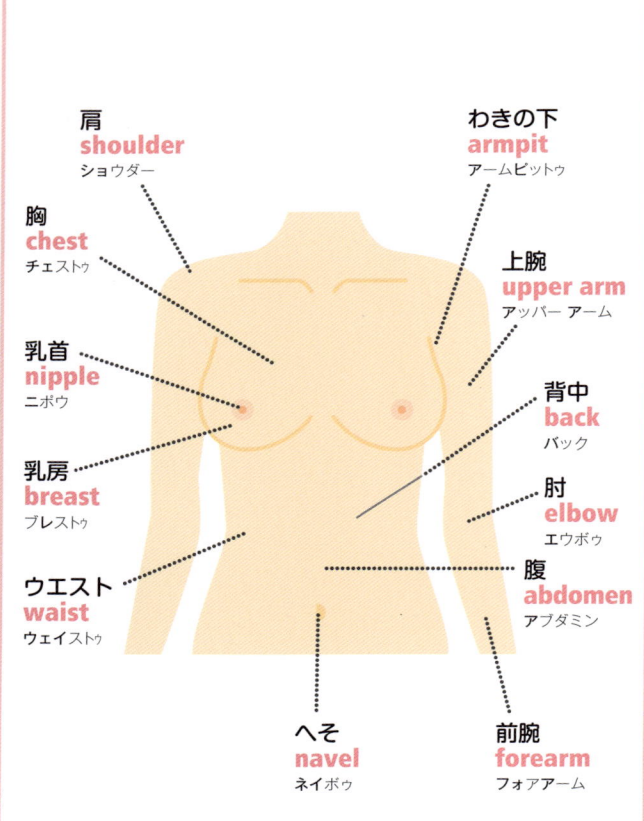

肩
shoulder
ショウダー

胸
chest
チェストゥ

乳首
nipple
ニポゥ

乳房
breast
ブレストゥ

ウエスト
waist
ウェイストゥ

わきの下
armpit
アームピットゥ

上腕
upper arm
アッパー アーム

背中
back
バック

肘
elbow
エゥボゥ

腹
abdomen
アブダミン

へそ
navel
ネイボゥ

前腕
forearm
フォアアーム

hand
手

身体の部位
BODY PARTS

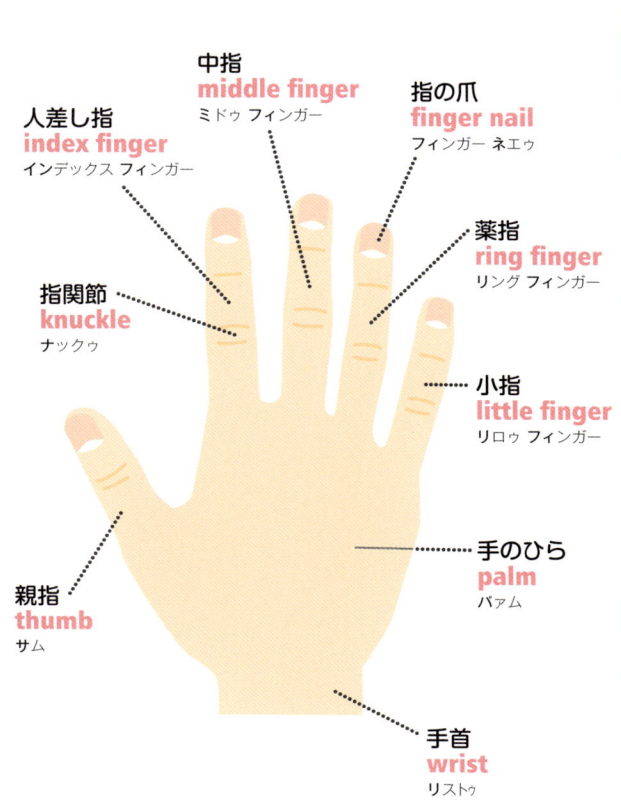

中指
middle finger
ミドゥ フィンガー

人差し指
index finger
インデックス フィンガー

指の爪
finger nail
フィンガー ネェゥ

薬指
ring finger
リング フィンガー

指関節
knuckle
ナックゥ

小指
little finger
リロゥ フィンガー

手のひら
palm
パァム

親指
thumb
サム

手首
wrist
リストゥ

7

lower body and leg
下半身と脚

身体の部位
BODY PARTS

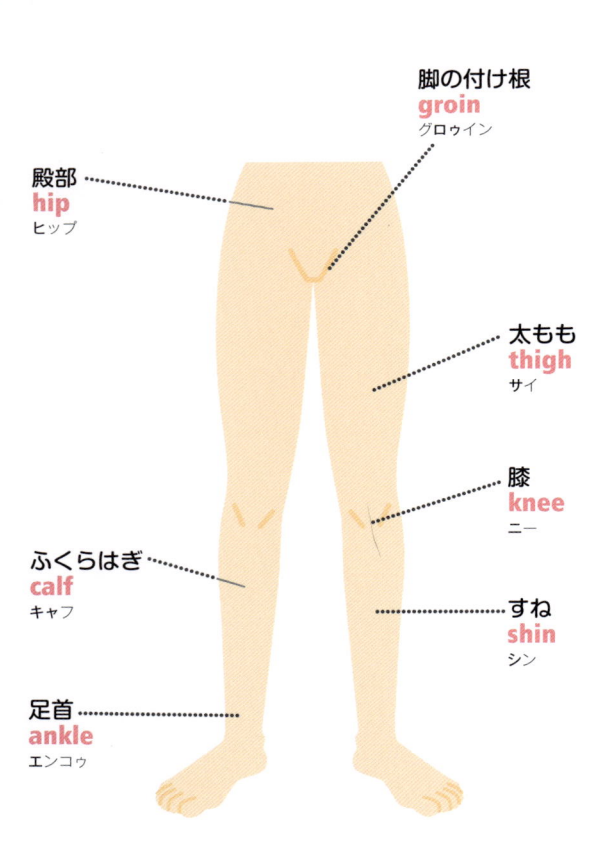

殿部
hip
ヒップ

脚の付け根
groin
グロウイン

太もも
thigh
サイ

膝
knee
ニー

ふくらはぎ
calf
キャフ

すね
shin
シン

足首
ankle
エンコゥ

foot
足

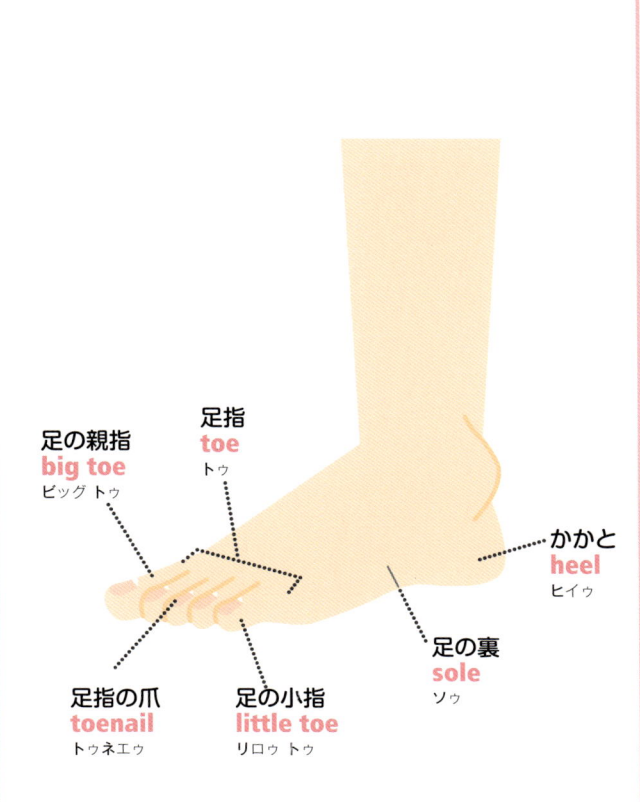

足の親指
big toe
ビッグ トゥ

足指
toe
トゥ

かかと
heel
ヒィゥ

足の裏
sole
ソゥ

足指の爪
toenail
トゥネエゥ

足の小指
little toe
リロゥ トゥ

身体の部位 BODY PARTS

bones of upper body
上半身の骨

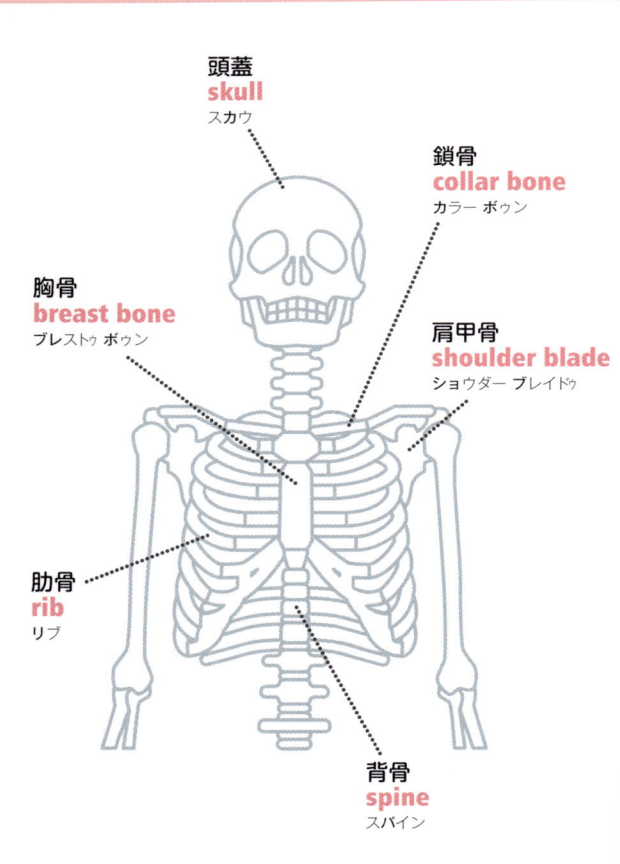

頭蓋
skull
スカウ

鎖骨
collar bone
カラー ボウン

胸骨
breast bone
ブレストゥ ボウン

肩甲骨
shoulder blade
ショウダー ブレイドゥ

肋骨
rib
リブ

背骨
spine
スパイン

bones of upper limbs
上肢の骨

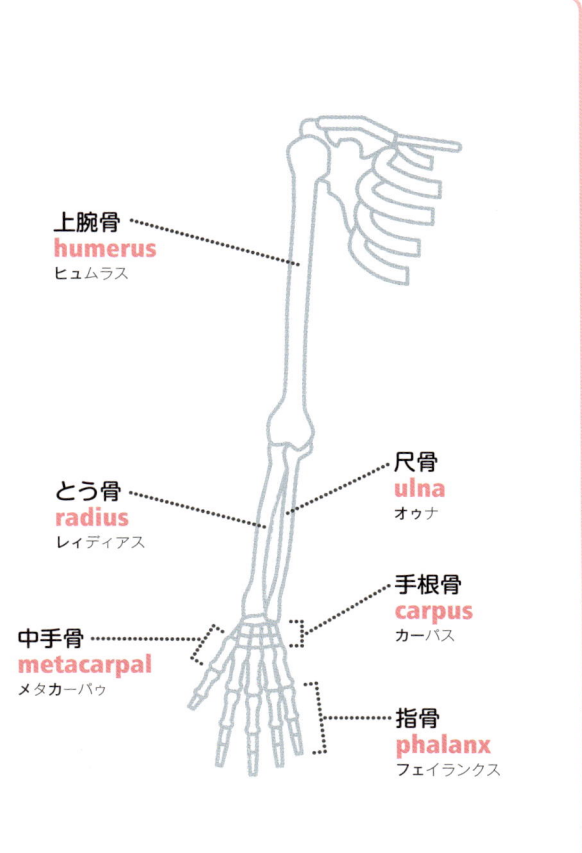

上腕骨
humerus
ヒュムラス

尺骨
ulna
オゥナ

とう骨
radius
レィディアス

手根骨
carpus
カーバス

中手骨
metacarpal
メタカーパゥ

指骨
phalanx
フェイランクス

bones of lower body and lower limbs
下半身と下肢の骨

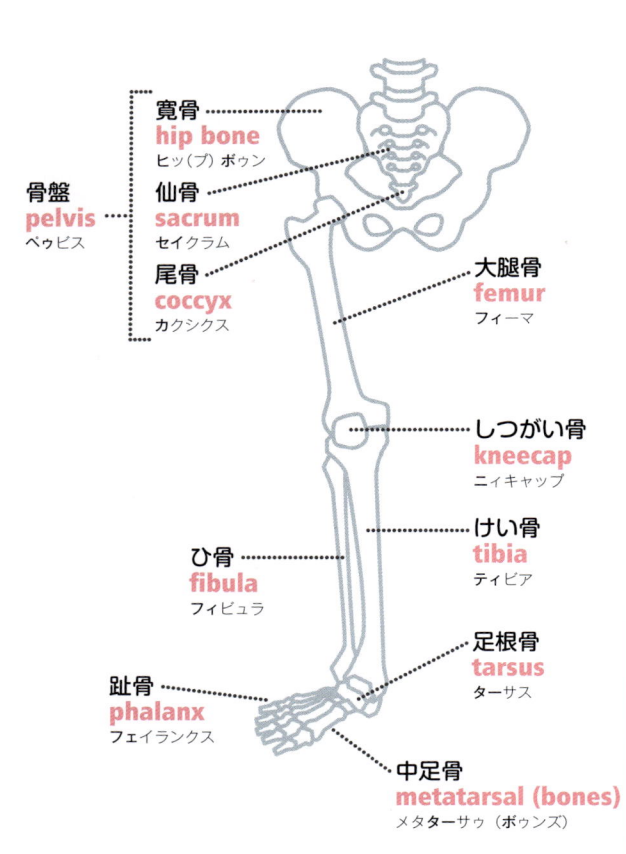

寛骨
hip bone
ヒッ(プ) ボゥン

骨盤
pelvis
ペゥビス

仙骨
sacrum
セイクラム

尾骨
coccyx
カクシクス

大腿骨
femur
フィーマ

しつがい骨
kneecap
ニィキャップ

けい骨
tibia
ティビア

ひ骨
fibula
フィビュラ

足根骨
tarsus
ターサス

趾骨
phalanx
フェイランクス

中足骨
metatarsal (bones)
メタターサゥ(ボゥンズ)

brain and nervous system
脳・神経

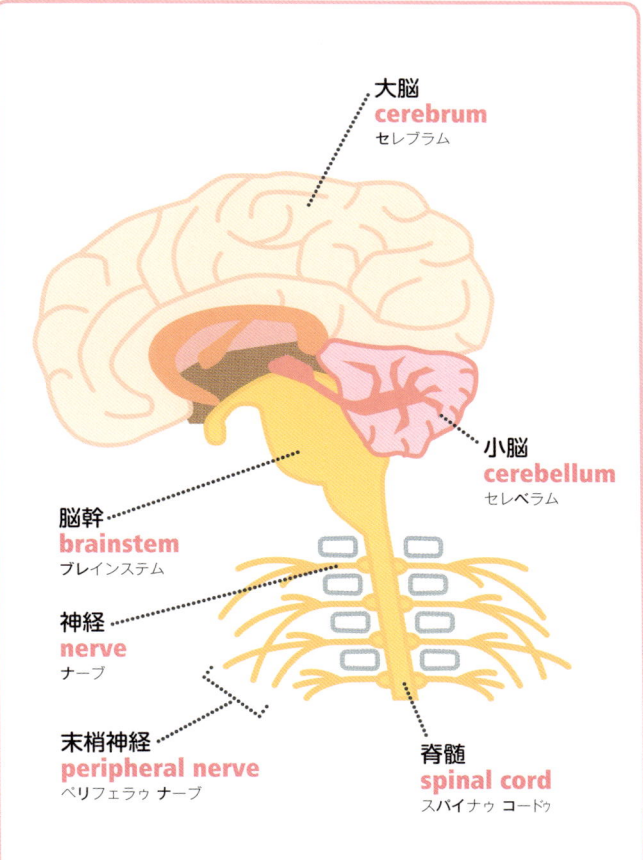

大脳
cerebrum
セレブラム

小脳
cerebellum
セレベラム

脳幹
brainstem
ブレインステム

神経
nerve
ナーブ

末梢神経
peripheral nerve
ペリフェラゥ ナーブ

脊髄
spinal cord
スパイナゥ コードゥ

身体の部位 BODY PARTS

respiratory system
呼吸器

身体の部位 / BODY PARTS

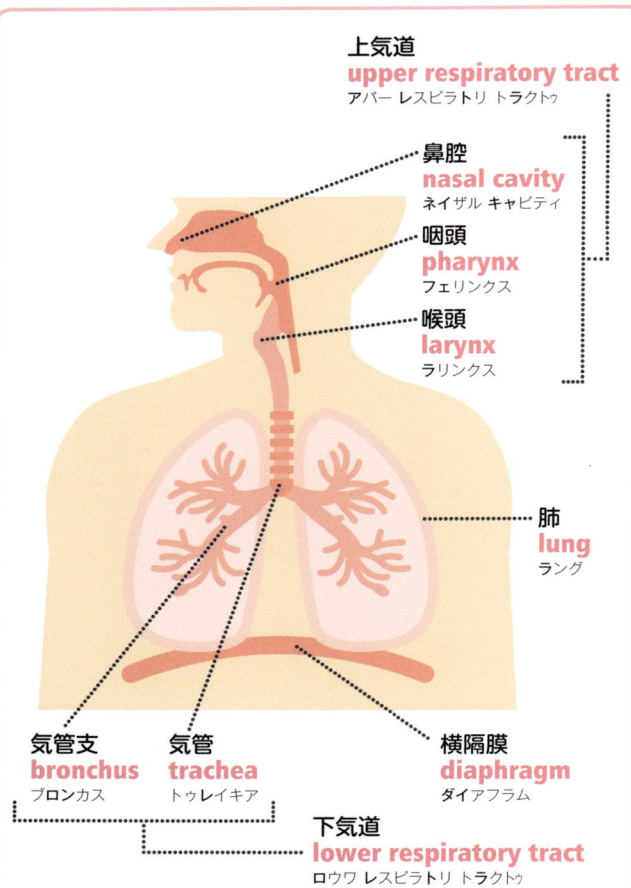

上気道
upper respiratory tract
アパー レスピラトリ トラクトゥ

鼻腔
nasal cavity
ネイザル キャビティ

咽頭
pharynx
フェリンクス

喉頭
larynx
ラリンクス

肺
lung
ラング

気管支
bronchus
ブロンカス

気管
trachea
トゥレイキア

横隔膜
diaphragm
ダイアフラム

下気道
lower respiratory tract
ロウワ レスピラトリ トラクトゥ

circulatory system
循環器

身体の部位
BODY PARTS

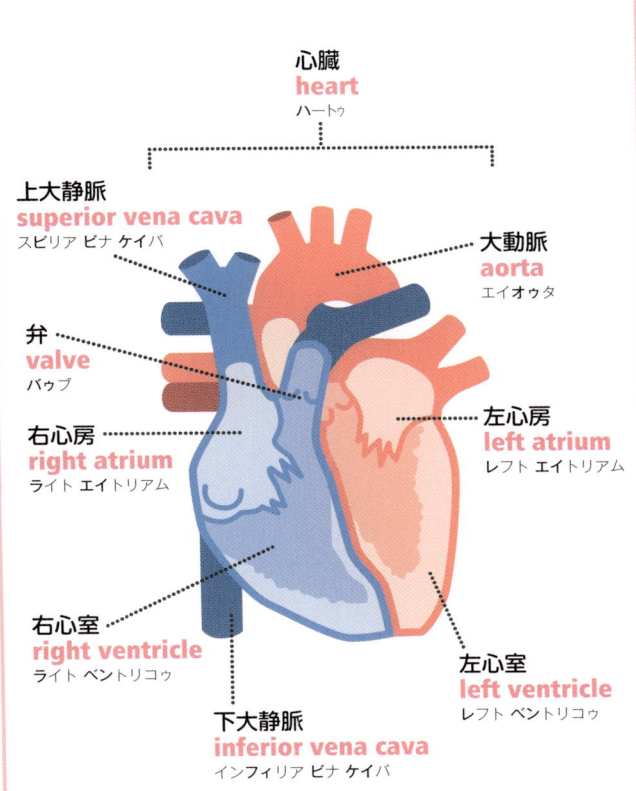

心臓
heart
ハートゥ

上大静脈
superior vena cava
スピリア ビナ ケイバ

大動脈
aorta
エイオゥタ

弁
valve
バゥブ

左心房
left atrium
レフト エイトリアム

右心房
right atrium
ライト エイトリアム

右心室
right ventricle
ライト ベントリコゥ

左心室
left ventricle
レフト ベントリコゥ

下大静脈
inferior vena cava
インフィリア ビナ ケイバ

15

digestive system 1
消化器 1

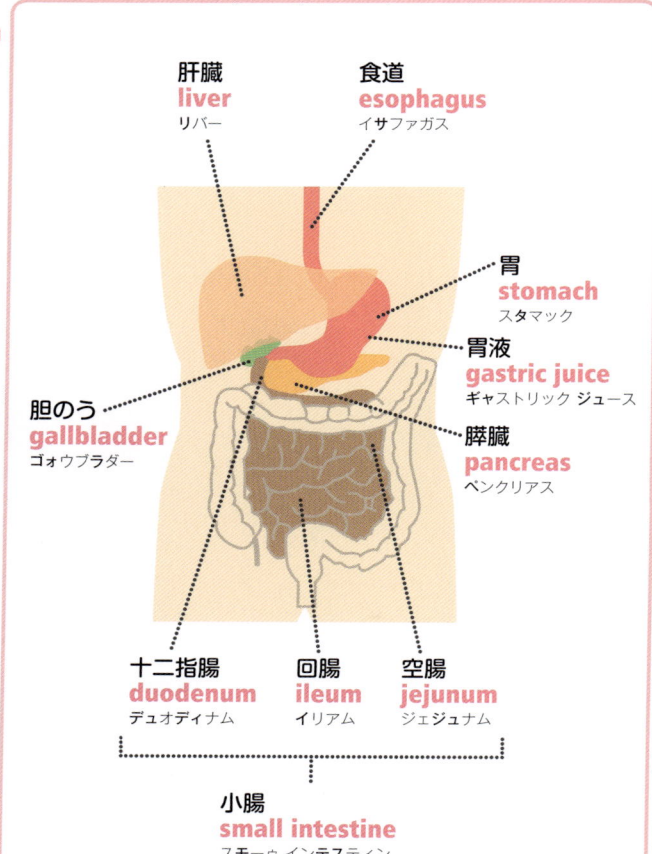

肝臓 **liver** リバー

食道 **esophagus** イサファガス

胃 **stomach** スタマック

胃液 **gastric juice** ギャストリック ジュース

膵臓 **pancreas** ペンクリアス

胆のう **gallbladder** ゴゥブラダー

十二指腸 **duodenum** デュオディナム

回腸 **ileum** イリアム

空腸 **jejunum** ジェジュナム

小腸 **small intestine** スモーゥ インテスティン

digestive system 2
消化器2

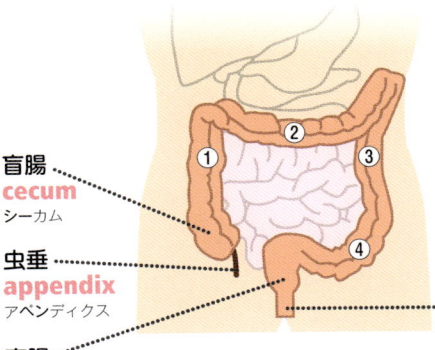

盲腸
cecum
シーカム

虫垂
appendix
アペンディクス

直腸
rectum
レクタム

肛門
anus
エイヌス

① **上行結腸**
ascending colon
アセンディング コゥロン

② **横行結腸**
transverse colon
トゥランスバース コゥロン

③ **下行結腸**
descending colon
ディセンディング コゥロン

④ **S状結腸**
sigmoid colon
シグモイド コゥロン

大腸
large intestine
ラージ インテスティン

身体の部位 BODY PARTS

endocrine and metabolic system
内分泌・代謝

身体の部位 / BODY PARTS

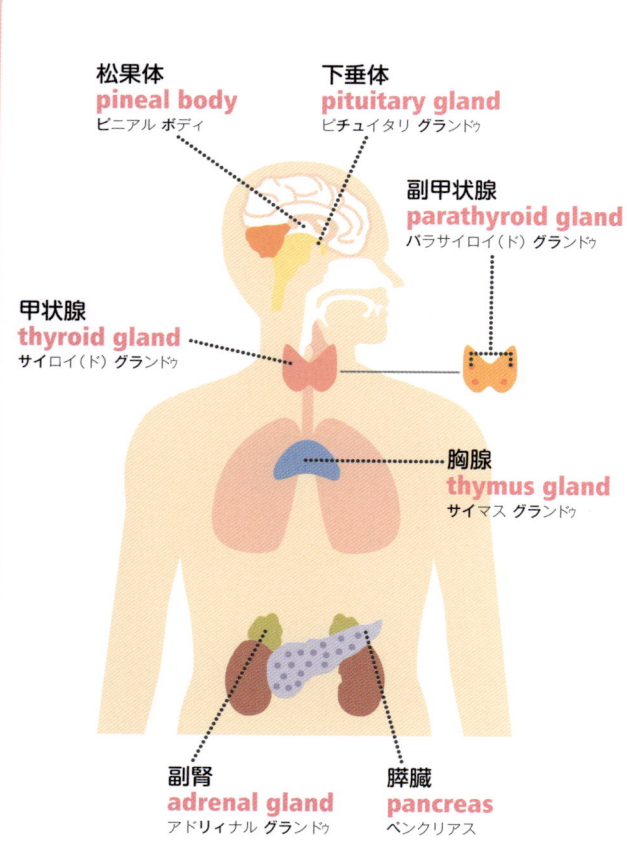

松果体
pineal body
ピニアル ボディ

下垂体
pituitary gland
ピチュイタリ グランドゥ

副甲状腺
parathyroid gland
パラサイロイ(ド) グランドゥ

甲状腺
thyroid gland
サイロイ(ド) グランドゥ

胸腺
thymus gland
サイマス グランドゥ

副腎
adrenal gland
アドリィナル グランドゥ

膵臓
pancreas
ペンクリアス

kidney and urinary tract
腎・尿路

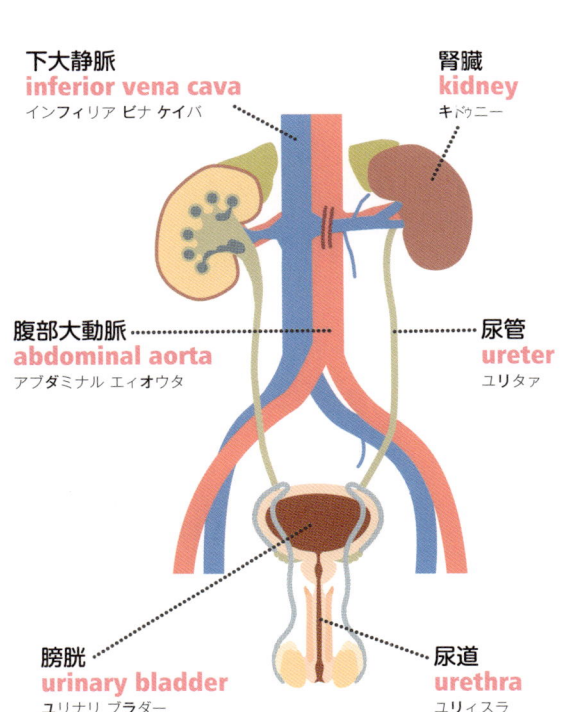

下大静脈
inferior vena cava
インフィリア ビナ ケイバ

腎臓
kidney
キドゥニー

腹部大動脈
abdominal aorta
アブダミナル エィオウタ

尿管
ureter
ユリタァ

膀胱
urinary bladder
ユリナリ ブラダー

尿道
urethra
ユリィスラ

身体の部位 BODY PARTS

male reproductive system
男性生殖器

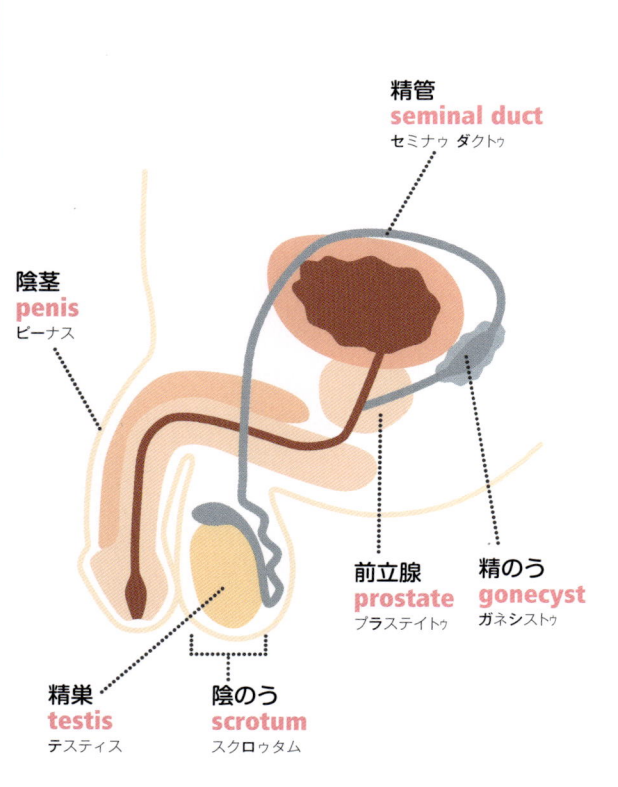

精管
seminal duct
セミナゥ ダクトゥ

陰茎
penis
ピーナス

前立腺
prostate
プラステイトゥ

精のう
gonecyst
ガネシストゥ

精巣
testis
テスティス

陰のう
scrotum
スクロゥタム

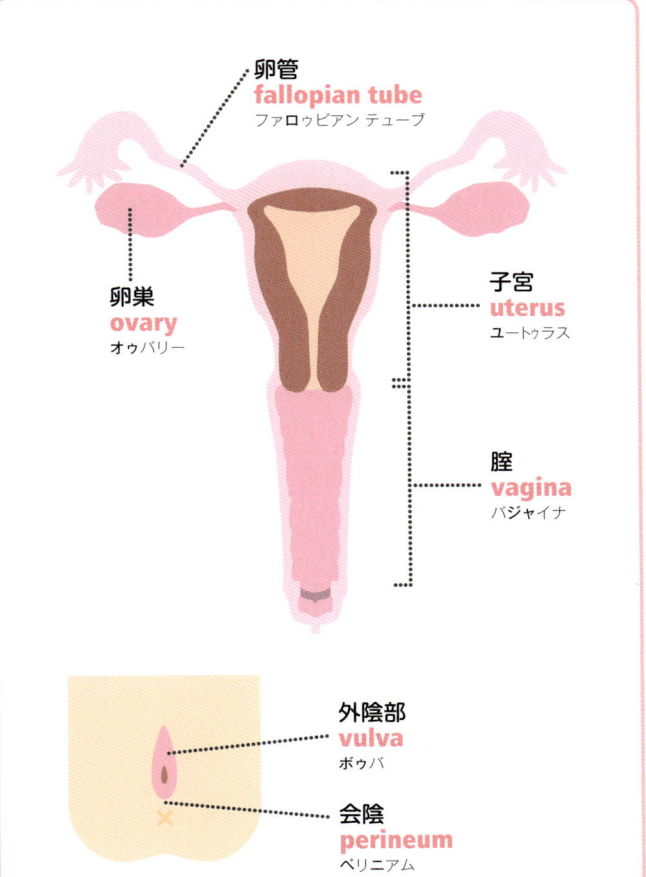

blood and immune system
血液・免疫

赤血球
red blood cell
レッ(ド) ブラッ(ド) セウ

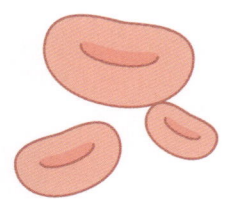

リンパ
lymph
リンフ

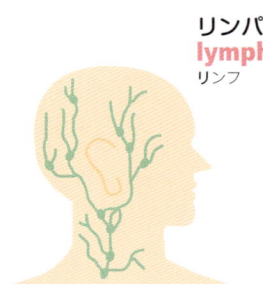

白血球
white blood cell
ホワイ(ト) ブラッ(ド) セウ

リンパ腺
lymph gland
リンフ グランドゥ

リンパ球
lymphocyte
リンフォ サイトゥ

骨髄
bone marrow
ボゥン マロウ

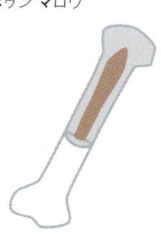

ヘモグロビン
hemoglobin
ヒモグロゥビン

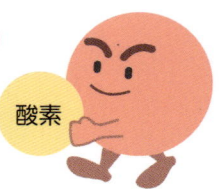

酸素

血漿
plasma
プラズマ

血小板
platelet
プレイ(ト)リットゥ

身体の部位　BODY PARTS

症候・徴候
SYMPTOMS

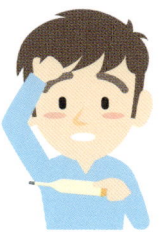

general symptoms 1
一般的な症候 1

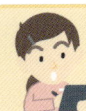

いつから〜がありますか。
When did you first notice the...?
ウェン ディッジュー ファース(ト) ノゥティス ザ〜

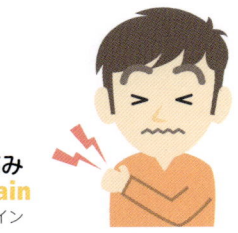

痛み
pain
ペイン

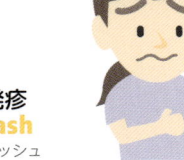

発疹
rash
ラッシュ

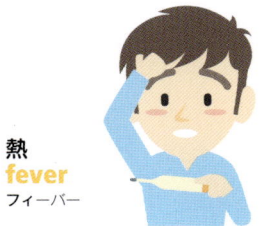

熱
fever
フィーバー

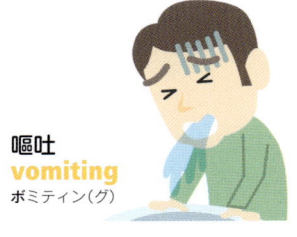

嘔吐
vomiting
ボミティン(グ)

下痢
diarrhea
ダイアリア

便秘
constipation
コンスティペイション

吐き気
nausea
ノウジア

症候・徴候 SYMPTOMS

general symptoms 2
一般的な症候2

症候・徴候 SYMPTOMS

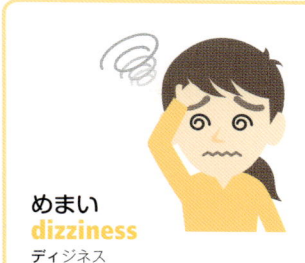

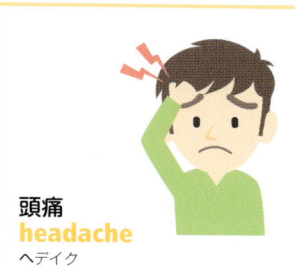

めまい
dizziness
ディジネス

頭痛
headache
ヘデイク

はり, こわばり
stiffness
スティフネス

脱水症状
dehydration
ディハイドレイション

けいれん
convulsion
コンバルション

悪寒
chills
チルズ

出血
bleeding
ブリィディン(グ)

肥満
obesity
オビィシティ

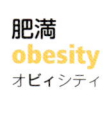

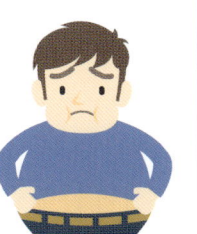

痩せ
thin
シィン

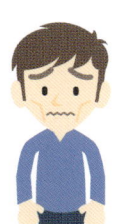

25

general symptoms 3
一般的な症候3

～はどのくらい続いていますか。
How long have you had the...?
ハウ ロング ハヴ ユー ハド ザ～

鼻水
runny nose
ラニィ ノウズ

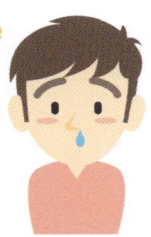

咳
cough
カァフ

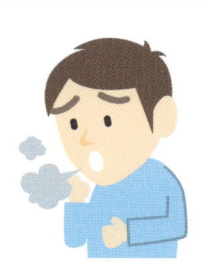

口（唇）の乾き
dry mouth
ドライ マウス

浮腫
edema
エディマ

喉の痛み
sore throat
ソア スロウトゥ

ポリープ
polyp
パリプ

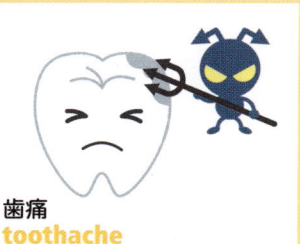

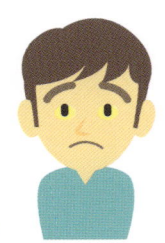

歯痛
toothache
トゥースエイク

黄疸
jaundice
ジョンディス

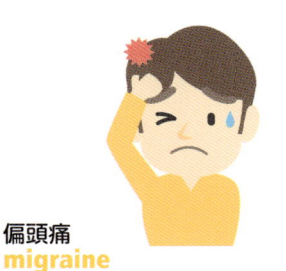

brain and nervous system
脳・神経

症候・徴候 SYMPTOMS

偏頭痛
migraine
マイグレイン

失語
aphasia
アフェイジア

幻覚
hallucination
ハルゥシネイション

麻痺
paralysis
パララシス

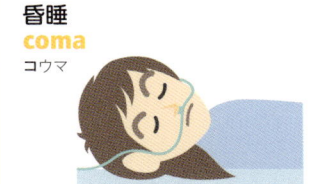

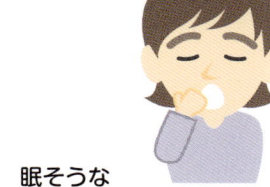

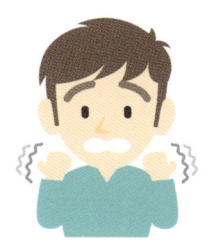

昏睡
coma
コウマ

眠そうな
drowsy
ドラウジィ

しびれ感
numbness
ナムネス

片麻痺
hemiplegia
ヘミプリジア

緊張
tension
テンション

27

respiratory system
呼吸器

症候・徴候 SYMPTOMS

くしゃみ
sneeze
スニーズ

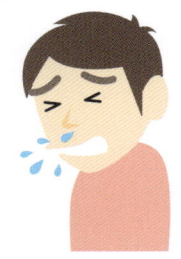

呼吸困難
dyspnea
ディスプニア

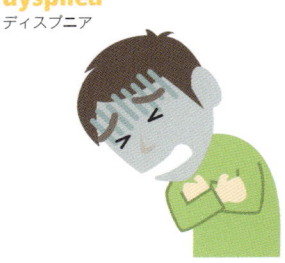

鼻水, 粘液
mucus
ミュウカス

ラ音
rale
ラウ

痰
sputum
スピュウタム

嗄声
hoarseness
ホースネス

喘鳴
wheezing
ウィージング

Advanced Expression

Have you had a cold recently?
最近かぜをひきましたか。
Do you have any other symptoms?
ほかに症状はありますか。

circulatory system
循環器

症候・徴候 SYMPTOMS

動悸
palpitation
パルピテイション

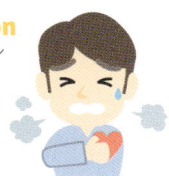

胸痛
chest pain
チェス(ト) ペイン

うっ血
blood congestion
ブラッ(ド) コンジェスチョン

頻脈
rapid pulse
ラピッ(ド) パウス

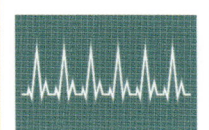

徐脈
slow pulse
スロウ パウス

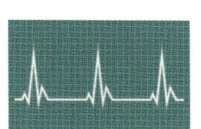

不整脈
irregular pulse
イレギュラー パウス

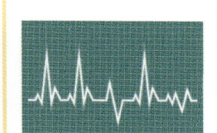

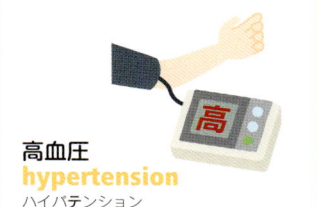

高血圧
hypertension
ハイパテンション

低血圧
hypotension
ハイポテンション

Advanced Expression

We need you to wear a Holter monitor for 24 hours.
丸1日ホルター心電計をつけて過ごしてください。

digestive system
消化器

症候・徴候 / SYMPTOMS

おなかがはること
bloating
ブロウティン(グ)

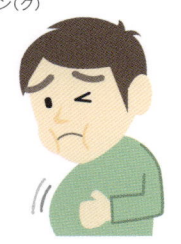

食欲減退
appetite loss
アペタイ(ト) ロス

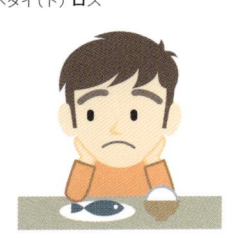

腹痛
abdominal pain
アブダミナル ペイン

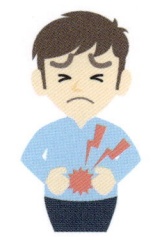

胸やけ
heartburn
ハー(ト)バーン

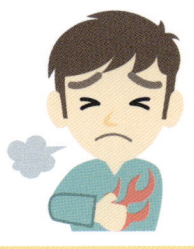

胃痛
stomachache
スタマッケイク

げっぷ
burp
バープ

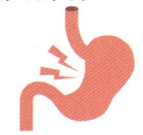

吐血
vomiting blood
ボミティン(グ) ブラッドゥ

血便
bloody stool
ブラディ ストゥーウ

下痢
diarrhea
ダイアリア

kidney and urinary tract
腎・尿路

排尿困難
difficulty urinating
ディフィカルティ ユリネイティン(グ)

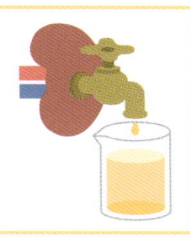

失禁
incontinence
インコンティネンス

多尿
polyuria
ポリユリア

血尿
hematuria
ヒマチュリア

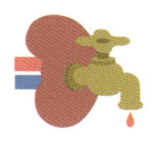

頻尿
frequent urination
フリクエン(ト) ユリネイション

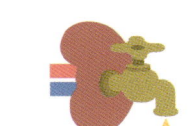

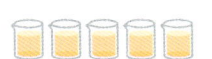

乏尿
oliguria
オリグリア

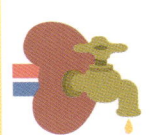

無尿
anuria
アニュリア

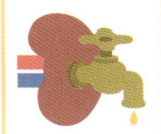

症候・徴候 SYMPTOMS

reproductive system
生殖器

症候・徴候 SYMPTOMS

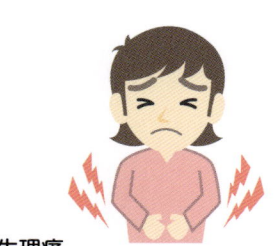

生理痛
menstrual pain
メンストロゥ ペイン

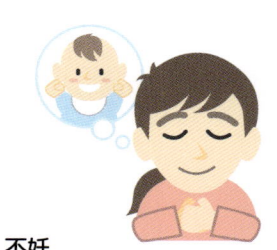

不妊
infertility
インファティリティ

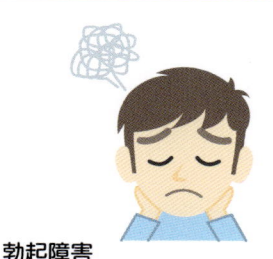

生理不順
menstrual disorder
メンストロゥ ディスオーダー

性欲
libido
リビィドー

勃起障害
erectile dysfunction
エレクタイル ディス**ファンクション**

セックスレス
sexless
セックスレス

Advanced Expression

Do you have any change in your period?
月経周期に変化はありますか。
Have you ever had any sexually transmitted disease?
これまで性感染症にかかったことがありますか。

ear, nose, throat and eye
耳・鼻・咽喉・眼

鼻血
nosebleed
ノウズブリードゥ

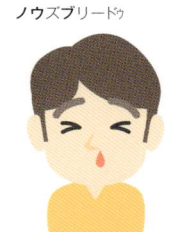

鼻水
runny nose
ラニィ ノウズ

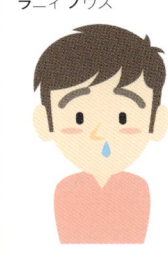

視覚のぼけ
blurred vision
ブラー(ド) ビジョン

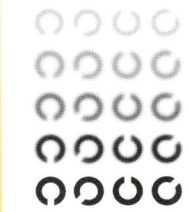

鼻詰まり
blocked nose
ブラック(ト) ノウズ

耳あか
earwax
イアワックス

ドライアイ
dry eye
ドゥライ アイ

目やに
eye mucus
アイ ミュウカス

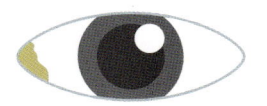

充血した目
red eyes
レッ(ド) アイズ

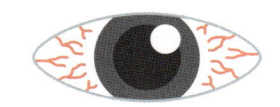

症候・徴候 SYMPTOMS

Advanced Expression

Are you near-sighted/far-sighted?
近視／遠視ですか。
Do you have astigmatism?
乱視ですか。

skin 1
皮膚 1

症候・徴候 SYMPTOMS

チアノーゼ
cyanosis
サイアノゥシス

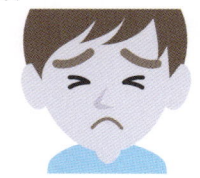

しわ
wrinkle
リンクル

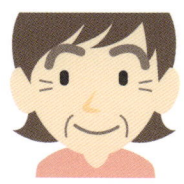

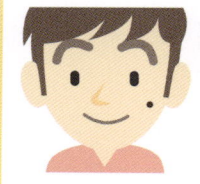

ほくろ
mole
モウ

にきび
acne
アクニ

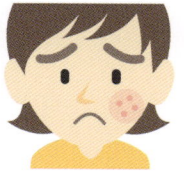

そばかす
freckle
フレコゥ

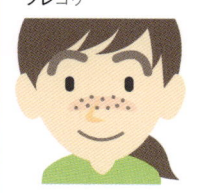

乾燥肌
dry skin
ドライ スキン

かさぶた
crust
クラストゥ

おでき
boil
ボイゥ

Advanced Expression

Apply this ointment to the affected area twice a day.
この軟膏を患部に1日2回塗ってください。

skin 2
皮膚2

症候・徴候 SYMPTOMS

〜の場所はどこですか。
Where do you have...?
ウェア ドゥ ユー ハヴ〜

かゆみ
itch
イッチ

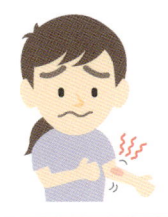

こぶ
lump
ランプ

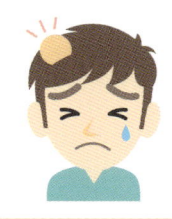

傷跡
scar
スカー

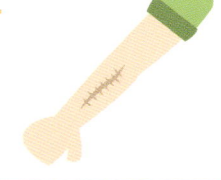

床ずれ
bedsore
ベッドゥソア

湿疹
eczema
エクジマ

じんましん
hives
ハイブス

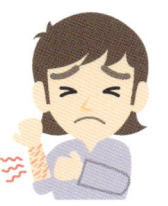

あせも
miliaria
ミリエリア

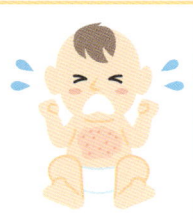

discharge
排泄物

症候・徴候 SYMPTOMS

出血
bleeding
ブリィディン(グ)

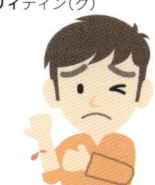

鼻水
runny nose
ラニィ ノウズ

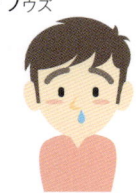

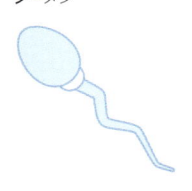

精子
semen
シーメン

唾液
saliva
サライバ

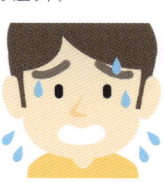

汗
sweat
スエットゥ

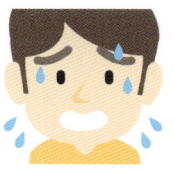

涙
tear
ティア

嘔吐物
vomitus
ボミタス

Advanced Expression

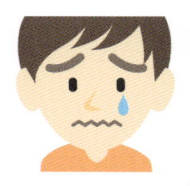

Do you have night sweats?
寝汗をかきますか。
Was there blood in the urine?
血尿はありましたか。

疾病と創傷

DISEASES and WOUNDS

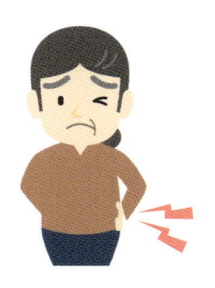

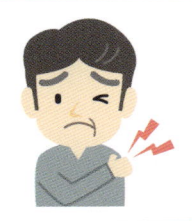

bone, muscle, joint 1
骨・筋・関節の痛み 1

疾病と創傷 DISEASES and WOUNDS

これまで～になったことがありますか。
Have you ever had a (an) …?
ハヴ ユー エヴァー ハド ア～

骨折
fracture
フラクチャ

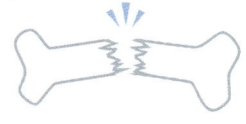

脱臼
dislocation
ディスロケイション

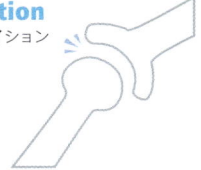

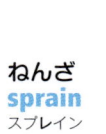

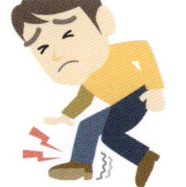

ねんざ
sprain
スプレイン

関節炎
arthritis
アースライティス

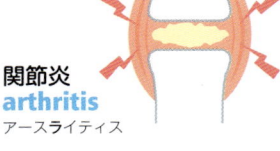

骨粗しょう症
osteoporosis
オステオポロゥシス

関節リウマチ
rheumatoid arthritis
リウマトイ(ド) アースライティス

リウマチ
rheumatism
リウマティズム

痛風
gout
ガウトゥ

五十肩
frozen shoulder
フローズン ショウダー

38

骨・筋・関節の痛み 2
bone, muscle, joint 2

肩こり **stiff shoulder** スティフ ショウダー	むち打ち症 **whiplash injury** ウィップラッシュ インジュリー
ぎっくり腰 **slipped disk** スリップ(ト) ディスク	関節痛 **joint pain** ジョイン(ト) ペイン
腰痛 **lumbago** ランベイゴ	背中の痛み **backache** バッケイク
筋肉痛 **muscle pain** マッスゥ ペイン	突き指 **jammed finger** ジャム(ド) フィンガー

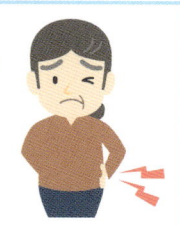

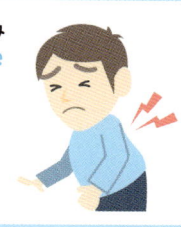

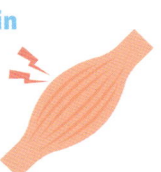

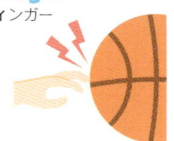

疾病と創傷　DISEASES and WOUNDS

brain and nervous system
脳・神経

疾病と創傷 DISEASES and WOUNDS

くも膜下出血
subarachnoid hemorrhage
サバラクノイド ヘマレッジ

脳梗塞
cerebral infarction
セレブロゥ インファークション

脳卒中
stroke
ストロゥク

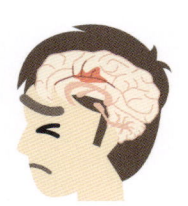

脳腫瘍
brain tumor
ブレイン テューマ

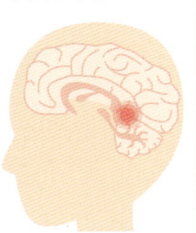

認知症
dementia
ディメンシア

てんかん
epilepsy
エピレプシー

アルツハイマー病
Alzheimer disease
アルツハイマー ディジース

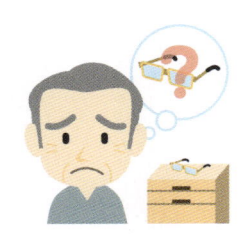

パーキンソン病
Parkinson disease
パーキンソン ディジース

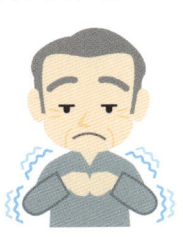

40

mental illness
精神疾患

疾病と創傷 DISEASES and WOUNDS

うつ病 depression ディプレッション	**不眠症** insomnia インソムニア
統合失調症 schizophrenia スキッツォフレニア	**躁病** mania メイニア
躁うつ病 bipolar disorder バイポゥラー ディスオーダー	**拒食症** anorexia アノレキシア
ノイローゼ neurosis ニュロゥシス	**過食症** bulimia ブリミア

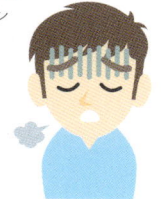

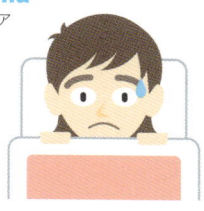

Advanced Expression

Do you feel depressed?
気分が落ち込むことがありますか。

Has your weight changed recently?
最近, 体重に変化はありますか。

respiratory system
呼吸器

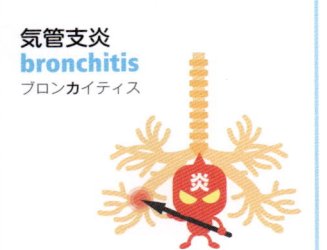

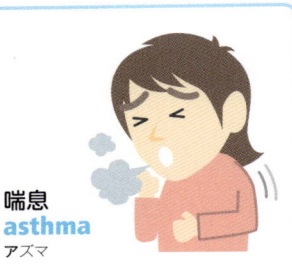

疾病と創傷 / DISEASES and WOUNDS

気管支炎
bronchitis
ブロンカイティス

喘息
asthma
アズマ

肺がん
lung cancer
ラング キャンサー

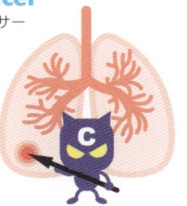

肺炎
pneumonia
ニュモニア

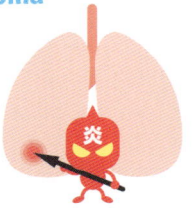

結核
tuberculosis
チュバキュロゥシス

気胸
pneumothorax
ニュモソラックス

circulatory system
循環器

疾病と創傷 / DISEASES and WOUNDS

心筋症
cardiomyopathy
カーディオマイオパシー

心筋梗塞
myocardial infarction
マイオカーディアル インファークション

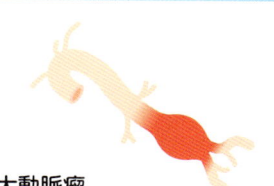

大動脈瘤
aortic aneurysm
エイオゥティック アニュリズム

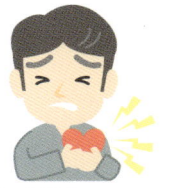

心臓発作
heart attack
ハート アタック

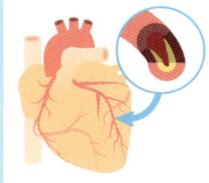

狭心症
angina pectoris
アンジャイナ ペクトリス

心不全
heart failure
ハート フェイリアー

心筋炎
myocarditis
マイオカーダイティス

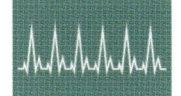

頻脈
tachycardia
タキカーディア

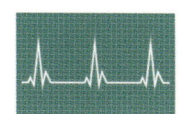

徐脈
bradycardia
ブラディカーディア

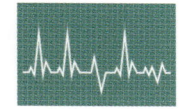

不整脈
arrhythmia
アリズミア

43

digestive system 1
消化器 1

疾病と創傷 / DISEASES and WOUNDS

食中毒	膵炎	十二指腸潰瘍
food poisoning	pancreatitis	duodenal ulcer
フー(ド) ポイズニング	ペンクレアタイティス	デュオディナル オウサー

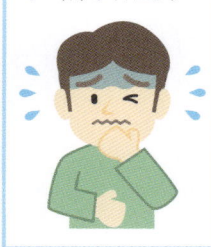

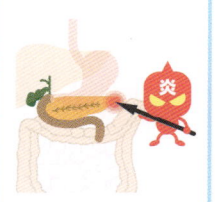

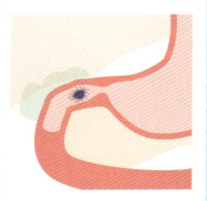

胃炎	胆のう炎	肝炎
gastritis	cholecystitis	hepatitis
ギャス(ト)ライティス	コゥレシスタイティス	ヘパタイティス

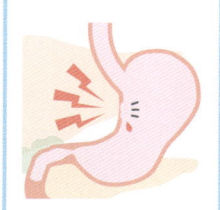

胃潰瘍	胆管結石	肝臓がん
gastric ulcer	bile duct stone	liver cancer
ギャストリック オウサー	バイゥ ダク(ト) ストーン	リバー キャンサー

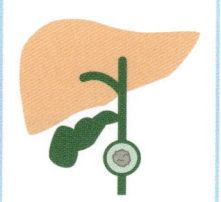

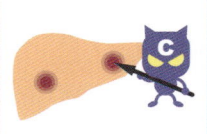

胆石症	肝硬変
gallstone disease	liver cirrhosis
ゴゥストーン ディジース	リバー セロウシス

digestive system 2
消化器2

大腸がん
colon cancer
コロン キャンサー

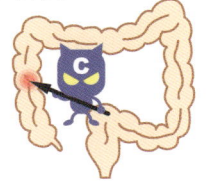

直腸がん
rectal cancer
レクタル キャンサー

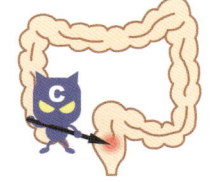

腸炎
inflammation of the intestine
インフラメイション オブ ジ インテスティン

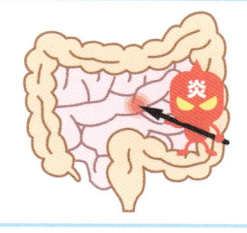

腸閉塞
intestinal obstruction
インテスティナル オブストラクション

腹膜炎
peritonitis
ペリ(ト)ナイティス

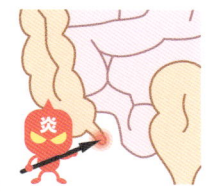

虫垂炎
appendicitis
アペンディサイティス

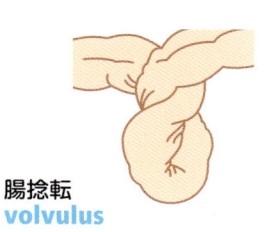

腸捻転
volvulus
ボルビュラス

疾病と創傷 DISEASES and WOUNDS

kidney and urinary system
腎・泌尿器

疾病と創傷 DISEASES and WOUNDS

腎炎
nephritis
ネフライティス

腎不全
kidney failure
キドニー フェイリア

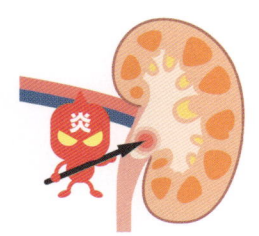

腎盂炎
pyelitis
パイアライティス

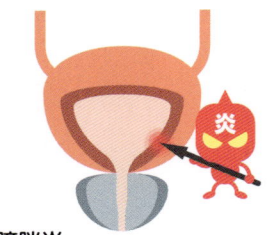

膀胱炎
cystitis
シスタイティス

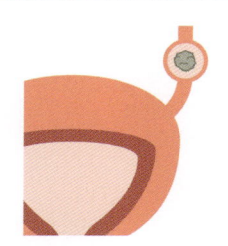

尿路結石
urinary stone
ユリナリー ストーン

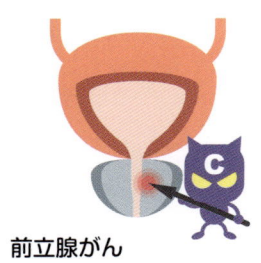

前立腺がん
prostate cancer
プロステイ(ト) キャンサー

blood and immune system
血液・免疫

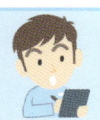

疾病と創傷 DISEASES and WOUNDS

これまで～だと言われたことがありますか。
Have you been told that you have the...?
ハヴ ユー ビーン トールド ザッ(ト) ユー ハヴ ザ～

白血病
leukemia
ルキミア

血友病
hemophilia
ヒモフィリア

膠原病
collagenosis
カラジェノシス

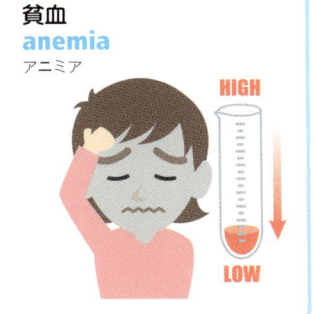

貧血
anemia
アニミア

Advanced Expression

In what situation did you feel dizzy?
どんな状況で目眩を感じましたか。

Have you ever had a blood transfusion?
輸血をしたことがありますか。

infectious diseases
感染症

疾病と創傷 DISEASES and WOUNDS

おたふく風邪 **mumps** マンプス		
マラリア **malaria** マレイリア	**肝炎** **hepatitis** ヘパタイティス	**インフルエンザ** **influenza** インフルエンザ
コレラ **cholera** カレラ	**ヘルペス** **herpes** ハーピィス	**狂犬病** **rabies** レイビーズ
淋病 **gonorrhea** ゴノリア	**梅毒** **syphilis** シフィリス	**真菌症** **mycosis** マイコゥシス

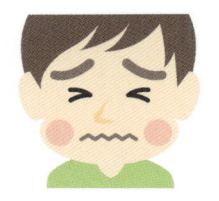

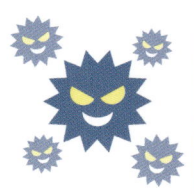

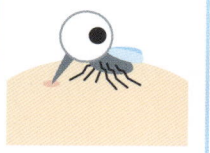

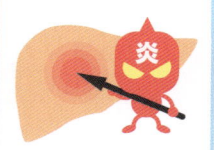

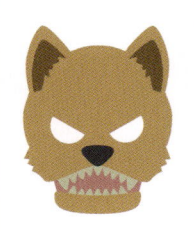

endocrine and metabolic system
内分泌・代謝

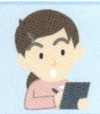

ご家族で〜にかかった人がいますか。
Does anyone in your family have...?
ダズ エニワン イン ユア ファミリー ハヴ〜

糖尿病 **diabetes** ダイアビィティス	バセドー病 **Basedow disease** バゼドウ ディジース
橋本病 **Hashimoto thyroiditis** ハシモト サイロイダイティス	クッシング症候群 **Cushing disease** クッシング ディジース

疾病と創傷 DISEASES and WOUNDS

Advanced Expression

Is there any problem with your hormone?
ホルモンに問題がありますか。

Are you on any medication?
なにか薬を常用していますか。

Is there any illness that runs in your family?
ご家族に遺伝病はありますか。

women's diseases
婦人科系疾患

疾病と創傷 DISEASES and WOUNDS

乳腺炎
brest inflammation
ブレス(ト) インフラメイション

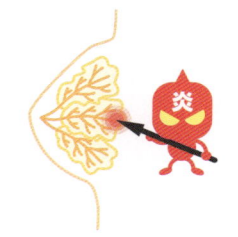

乳がん
breast cancer
ブレス(ト) キャンサー

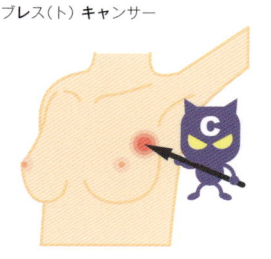

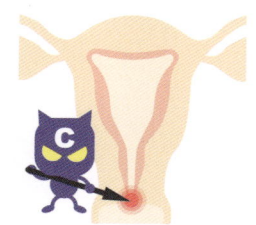

子宮頸がん
cervical cancer
サービカル キャンサー

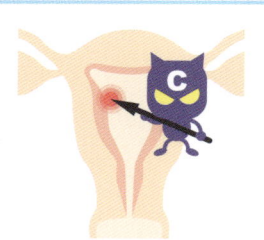

子宮体(内膜)がん
endometrial cancer
エンドミィトリアル キャンサー

子宮筋腫
uterine myoma
ユータリン マイオーマ

更年期障害
menopausal disorder
メナポウザル ディスオーダー

50

ear, nose, throat and eye
耳・鼻・咽喉・眼

疾病と創傷 DISEASES and WOUNDS

結膜炎
conjunctivitis
コンジャンクティバイティス

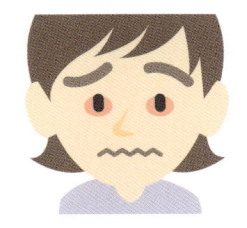

白内障
cataract
キャタラクト

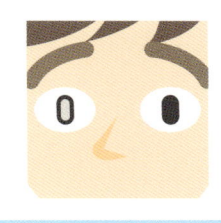

失明
blindness
ブラインドネス

ものもらい
sty
スタイ

緑内障
glaucoma
グロコウマ

扁桃炎
tonsillitis
トンシライティス

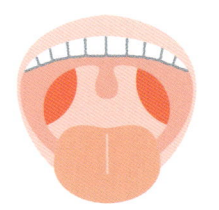

乱視
astigmatism
アスティグマティズム

角膜炎
keratitis
ケラタイティス

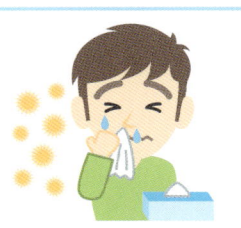

中耳炎
otitis media
オゥタイティス ミディア

花粉症
pollinosis
ポリノゥシス

鼻炎
rhinitis
ライナイティス

51

skin
皮膚

疾病と創傷 / DISEASES and WOUNDS

～を見せてください。
Can you show me the...?
キャニュー ショウ ミー ザ～

いぼ	wart	ウォートゥ
脱毛症	alopecia	アロピーシャ
水虫	athlete's foot	アスリーツ フットゥ
皮膚がん	skin cancer	スキン キャンサー
アトピー性皮膚炎	atopic dermatitis	エイトピック ダーマタイティス
やけど	burn	バーン
メラノーマ	melanoma	メラノゥマ
うおのめ	clavus	クレイバス

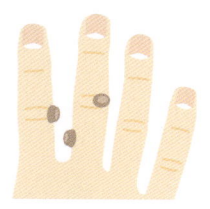

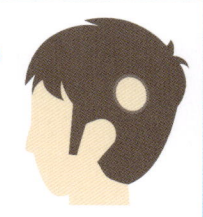

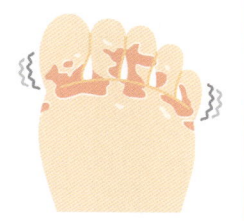

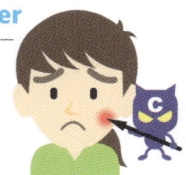

52

children's diseases
小児疾患

| はしか
measles
ミィゾゥズ | 風疹
rubella
ルベラ | 川崎病
Kawasaki disease
カワサキ ディジース |

上気道炎
upper respiratory tract inflammation
アパー レスピラトリ トラク(ト) インフラメイション

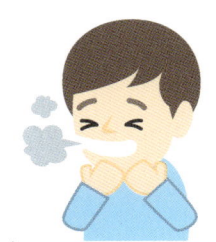

百日咳
whooping cough
フービング カフ

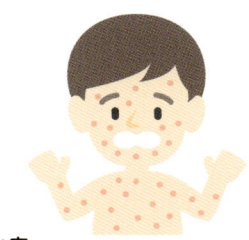

水痘
chickenpox
チキンパックス

突発性発疹
exanthema subitum
エグザンシィマ サビタム

嘔吐下痢症
diarrhea and vomiting
ダイアリア アン(ド) ボミティング

疾病と創傷 DISEASES and WOUNDS

wounds
創傷

疾病と創傷 DISEASES and WOUNDS

どのようにして〜ができたのか教えてください。
Please tell me how you got... .
プリィズ テゥ ミー ハウ ユー ガッ(ト)〜

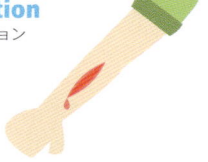

裂傷
laceration
ラサレイション

打撲傷
bruise
ブルーズ

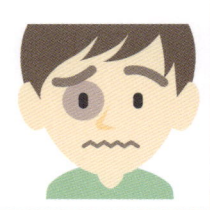

すり傷
scratch
スクラッチ

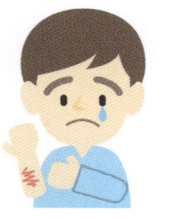

虫さされ
bite
バイトゥ

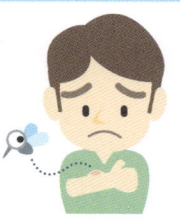

切り傷
cut
カットゥ

刺し傷
stab
スタブ

打撲症
contusion
コンテュウシャン

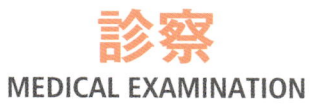

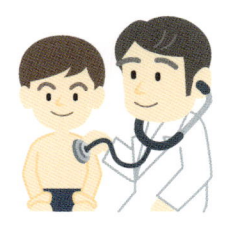

診察
MEDICAL EXAMINATION

physical examination
身体診察

診察 / MEDICAL EXAMINATION

動脈 **artery** アータリィ	静脈 **vein** ベイン	心音 **heart sound** ハートゥ サウンドゥ
陽性 **positive** パジティブ	陰性 **negative** ネガティブ	
症状 **symptom** シンプトム	徴候 **sign** サイン	

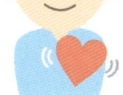

視診 **inspection** インスペクション

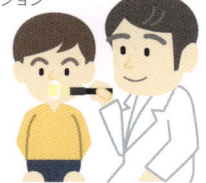

触診 **palpation** パルペイション

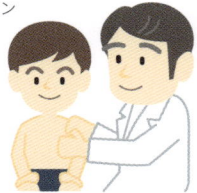

打診 **percussion** パーカッション

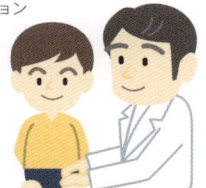

聴診 **auscultation** オウスクゥテイション

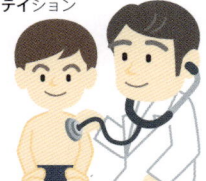

56

physical satatus
身体の状態

身長
height
ハイトゥ

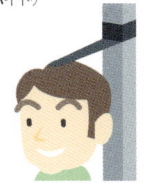

体重
weight
ウェイトゥ

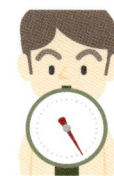

視力
visual acuity
ビジュアル アキュイティ

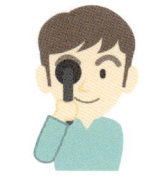

胸囲
chest circumference
チェス(ト) サーカンファレンス

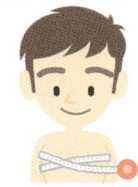

腹囲
abdominal circumference
アブダミナル サーカンファレンス

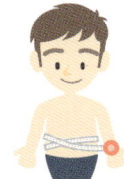

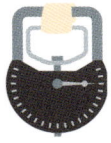

握力
grasping power
グラスピン(グ) パワー

反射
reflex
リフレックス

心雑音
cardiac murmur
カーディアック マーマー

呼吸音
breath sound
ブレス サウンドゥ

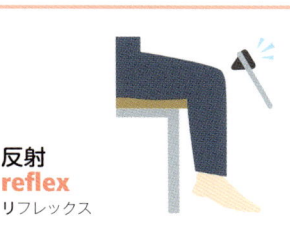

腸雑音
bowel sound
バウル サウンドゥ

診察 / MEDICAL EXAMINATION

vital signs 1
バイタルサイン 1

～の検査をしましょう。
Let me ckeck your... .
レッミー チェック ユア～

脈拍
pulse
パウス

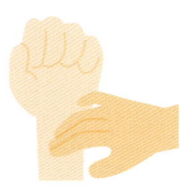

血圧
blood pressure
ブラッ(ド) プレッシャー

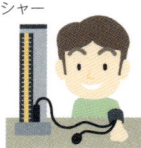

拡張期血圧
diastolic blood pressure
ダイアストリック ブラッ(ド) プレッシャー

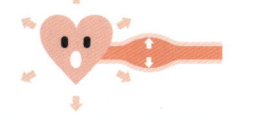

収縮期血圧
systolic blood pressure
シストリック ブラッ(ド) プレッシャー

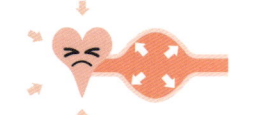

酸素飽和度
oxygen saturation
オキシジェン サチュレイション

体温
body temperature
ボディ テンパレチャ

呼吸数
respiratory rate
レスピラトリ レイトゥ

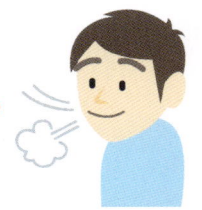

見当識
orientation
オリエンティション

心拍数
heart rate
ハー(ト) レイトゥ

診察 / MEDICAL EXAMINATION

バイタルサイン2
vital signs 2

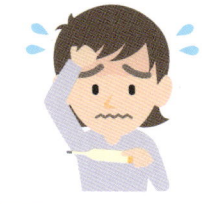

無呼吸	高熱
apnea	**high fever**
アプニア	ハイ フィーバー

過呼吸	
hyperpnea	
ハイパーニア	

摂氏	華氏	微熱
Celsius	**Fahrenheit**	**slight fever**
セルシアス	フェイレンハイトゥ	スライ(ト) フィーバー

過換気	低換気
hyperventilation	**hypoventilation**
ハイパーベンティレイション	ハイポベンティレイション

診察 / MEDICAL EXAMINATION

Advanced Expression

Please roll up your sleeve.
袖をまくってください。

Please put the thermometer under your armpit.
この体温計をわきの下にはさんでください。

Please take it out and show me when you hear the beeping sound.
ピーと音がしたらその体温計を見せてください。

表1　単位換算表

温度 摂氏（℃）=（°F − 32）× 5/9
　　　 華氏（°F）=（℃ × 9/5）+ 32

長さ センチメートル（cm）= inch × 2.54
　　　 フィート（foot/feet）= cm ÷ 30.48
　　　 インチ（inch）= cm × 0.4

重さ キログラム（kg）= ポンド × 0.45
　　　 ポンド（lb）= kg × 2.2

℃	°F
35	95
36	96.8
37	98.6
38	100.4
39	102.2
40	104
41	105.8
42	107.6

cm	feet/inch
130	4' 3"
140	4' 7"
150	4' 11"
160	5' 3"
170	5' 7"
180	5' 11"
190	6' 3"
200	6' 7"

kg	lb
30	66
40	88
50	110
60	132
70	154
80	176
90	198
100	220

1 inch = 2.54 cm，1 foot = 12 inches = 30.48 cm

例 身長160 cm = 5 feet 3 inches（5' 3"）

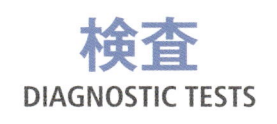

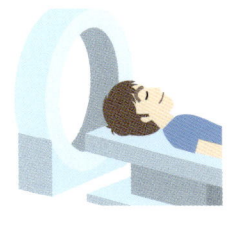

検査
DIAGNOSTIC TESTS

general tests
一般的な検査

検査 / DIAGNOSTIC TESTS

基礎体温
basal body temperature
ベイソゥ ボディ テンパゥチャー

心電図
electrocardiogram
エレクトロカーディオグラム

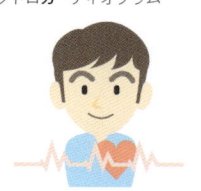

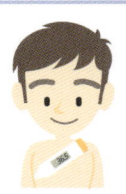

超音波検査
echography
エコグラフィー

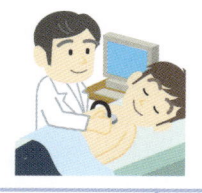

視力検査
eye test
アイ テストゥ

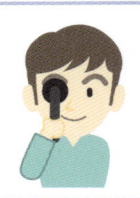

体温
temperature
テンパゥチャー

血圧
blood pressure
ブラッ(ド) プレッシャー

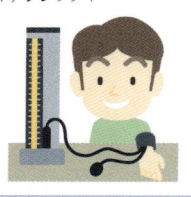

生検
biopsy
バイアプシー

尿検査
urine test
ユリン テストゥ

検便
feces test
フィーシーズ テストゥ

imaging tests
画像検査

CT検査
computerized tomography scan
コンピュータライズ(ド) トモグラフィー スキャン

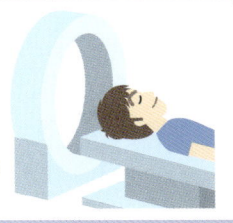

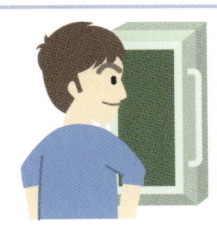

X線検査
X-ray examination
エックスレイ イグザミネイション

MRI検査
magnetic resonance imaging
マグネティック リゾナンス イメジング

検査 DIAGNOSTIC TESTS

Advanced Expression

Please take off your clothes from the waist up.
上半身の服を脱いでください。
Please take a big breath in and hold it.
大きく息を吸って，そのまま止めてください。
You can put your clothes back on.
服を着ていただいて結構です。

endoscopic tests
内視鏡検査

～の準備をしましょう。
Let's get ready for... .
レッツ ゲッ(ト) レディー フォー～

食道鏡検査
esophagoscopy
イサフォガスコピー

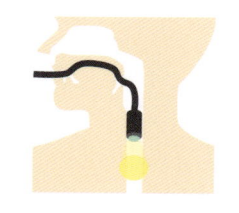

胃カメラ検査
gastroscopy
ギャストロスコピー

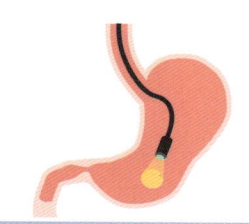

気管支鏡検査
bronchoscopy
ブロンコスコピー

大腸鏡検査
colonoscopy
コロノスコピー

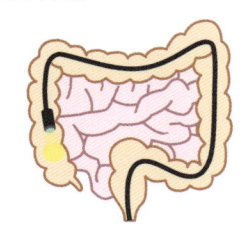

腹腔鏡検査
laparoscopy
ラパロスコピー

膀胱鏡検査
cystoscopy
シストスコピー

検査
DIAGNOSTIC TESTS

その他の検査
other tests

> さらに〜の必要があります。
> **Additionally, you will need... .**
> アディショナリィ ユー ウィル ニー(ド)

肺機能検査
pulmonary function test
パルモナリ ファンクション テストゥ

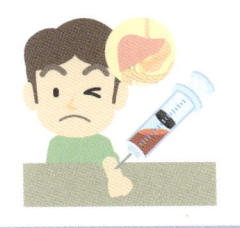

肺活量測定検査
spirometry
スパイロメトリー

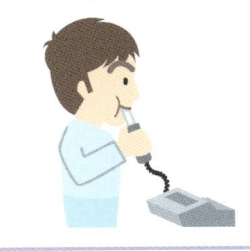

肝機能検査
liver function test
リバー ファンクション テストゥ

喀痰検査
sputum examination
スピュタム イグザミネイション

心臓カテーテル検査
cardiac catheterization
カーディアック キャサタライゼイション

血管造影
angiography
アンジオグラフィ

バリウム注腸
barium enema
バリアム エネマ

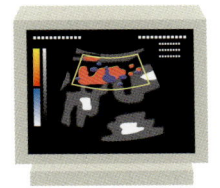

超音波ドップラー
Doppler ultrasonography
ドプラ アルトラソノグラフィー

検査 / DIAGNOSTIC TESTS

65

equipments and supplies
検査機器

腹腔鏡
laparoscope
ラパロスコープ

直腸鏡
proctoscope
プロク(ト)スコープ

気管支鏡
bronchoscope
ブロンコスコープ

聴診器
stethoscope
ステソスコープ

造影剤
contrast medium
コントラス(ト) ミディアム

胃カメラ
gastrocamera
ギャストロキャメラ

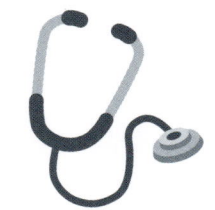

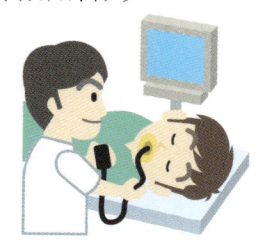

カテーテル
catheter
キャサター

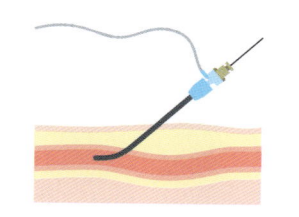

視力検査表
eye chart
アイ チャートゥ

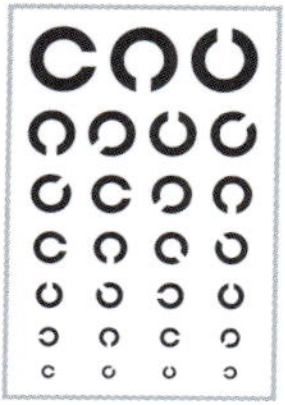

検査
DIAGNOSTIC TESTS

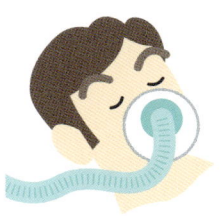

治療と療法
TREATMENT and THERAPY

treatments and operations 1
治療と手術 1

手術 surgery サージャリー	**縫合** suture スーチュア
緊急手術 emergency surgery イマージェンシー サージャリー	**内視鏡手術** endoscopic operation エンドスコピック オペレイション

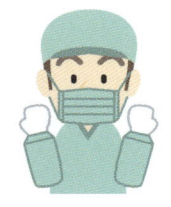

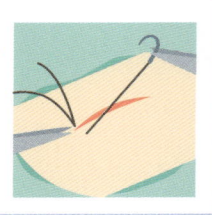

日帰り手術 day surgery デイ サージャリー	**応急処置** first aid ファース(ト) エイドゥ	**切開** incision インシジョン

注射 injection インジェクション	**麻酔** anesthesia アネスティジア
全身麻酔 general anesthesia ジェネラル アネスティジア	**局所麻酔** local anesthesia ローコゥ アネスティジア
腰椎麻酔 lumber spinal anesthesia ランバー スパイナル アネスティジア	**硬膜外麻酔** epidural anesthesia エピデュラル アネスティジア

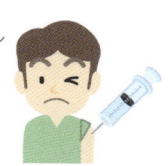

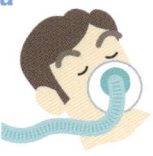

治療と療法 TREATMENT and THERAPY

treatments and operations 2
治療と手術2

点滴
intravenous drip
イントラビーナス ドゥリップ

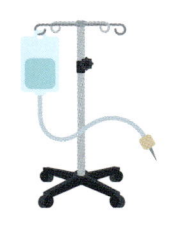

輸血
blood transfusion
ブラッド トランスフュージョン

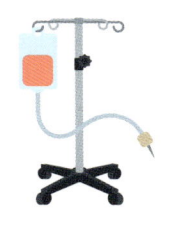

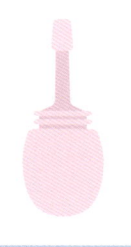

浣腸
enema
エネマ

導尿
urethral catheterization
ユリスラル キャサタライゼイション

摘便
stool extraction
ストゥール エクストラクション

透析
dialysis
ダイアリシス

挿管
intubation
インチュベイション

止血
stop bleeding
スタップ ブリィディング

カテーテル法
catheterization
キャサタライゼイション

吸入
inhalation
インハレイション

吸引
suction
サクション

人工呼吸
artificial respiration
アーティフィシャル レスピレイション

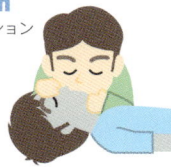

予防注射
immunization
イミュニゼイション

剃毛
shaving hair
シェイビン(グ) ヘア

治療と療法 TREATMENT and THERAPY

positions 1
体位 1

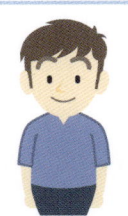

治療と療法 TREATMENT and THERAPY

立位
standing position
スタンディン(グ) ポジション

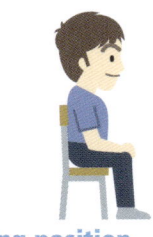

坐位
sitting position
シティン(グ) ポジション

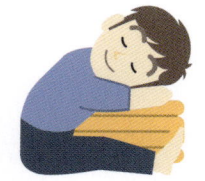

長坐位
long sitting position
ロング シティン(グ) ポジション

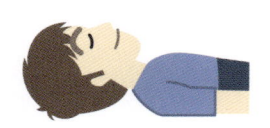

仰臥位
supine position
スパイン ポジション

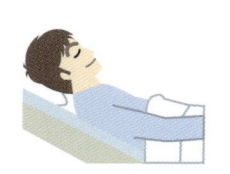

セミファウラー体位
semi-Fowler position
セミ ファウラー ポジション

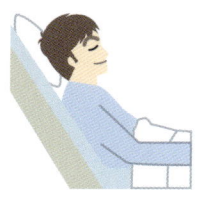

ファウラー体位
Fowler position
ファウラー ポジション

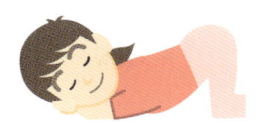

positions 2
体位２

膝胸位
knee-chest position
ニーチェス(ト) ポジション

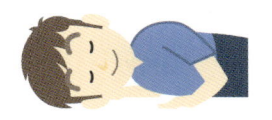

側臥位
lateral position
ラテロゥ ポジション

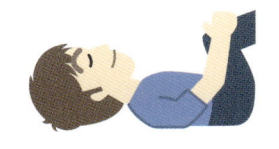

砕石位
lithotomy position
リソトミー ポジション

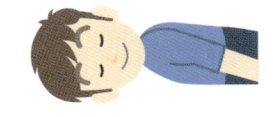

腹臥位
prone position
プローン ポジション

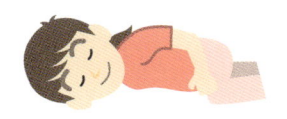

シムス体位
Sims position
シムズ ポジション

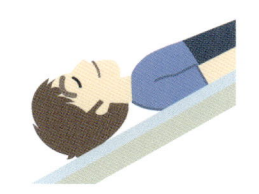

トレンデレンブルグ体位
Trendelenburg position
トレンデレンバーグ ポジション

治療と療法 TREATMENT and THERAPY

表2 薬の用法

	患者さんへ伝えるとき	カルテ用語
1日2回	twice a day	b.i.d.
1日3回	three times a day	t.i.d.
1日4回	four times a day	q.i.d.
6時間ごと	every six hours	q.6h
4時間ごと	every four hours	q.4h
1日おき	every other day	q.o.d
毎日	every day	q.d.
毎時間	every hour	q.h.
食前	before meals	a.c.
食後	after meals	p.c.
絶食	fasting	n.p.o
経口で	oral	p.o.
必要に応じて	as necessary	p.r.n.

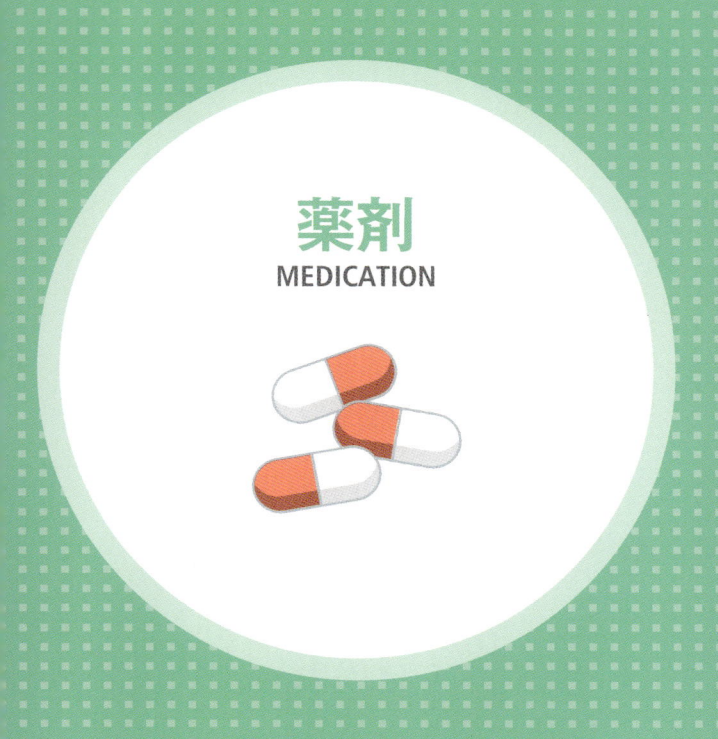

薬剤
MEDICATION

internal
内用

この〜を定期的に飲んでください。
Please take this... regularly.
プリィズ テイク ディス 〜 レギュラリィ

薬剤 MEDICATION

粉薬
powdered medicine
パウダー(ド) メディスン

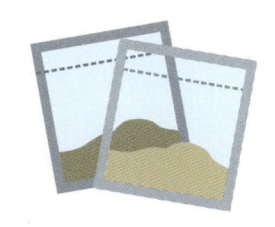

錠剤
tablet
タブレットゥ

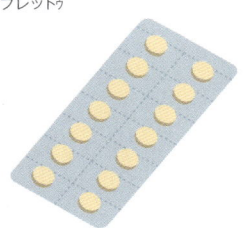

顆粒剤
granule
グラニューウ

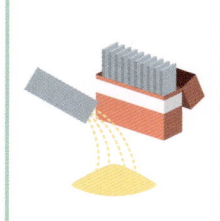

丸薬
pill
ピゥ

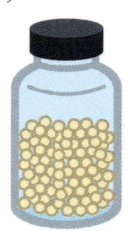

カプセル
capsule
キャプセウ

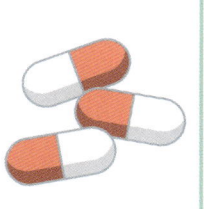

舌下製剤
sublingual medication
サブリンガゥ メディケイション

シロップ剤
syrup
シラップ

external 外用

毎日1回～を使用してください。
Please use... once daily.
プリィズ ユーズ ～ ワンス デイリー

消毒液
antiseptic solution
アンティセプティック ソリュション

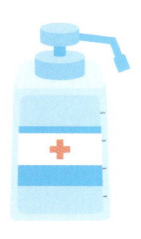

坐薬
suppository
サパジトリー

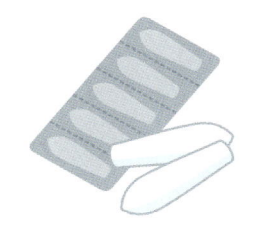

点眼薬
eye-drops
アイドゥロップス

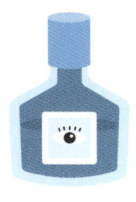

軟膏
ointment
オイン(ト)メント

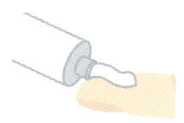

点鼻薬
nose drops
ノウズ ドロップス

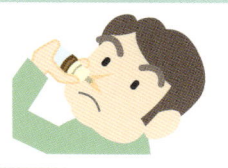

生理食塩液
saline
セイライン

パウダー薬
powder
パウダー

吸入薬
inhalant
インヘイラントゥ

薬剤 MEDICATION

75

medicine 1
薬剤 1

咳止め薬 **cough medicine** カフ メディスン	下痢止め薬 **antidiarrheal agent** アンティダイアリアル エイジェントゥ
抗真菌薬 **antimycotic agent** アンティマイコティック エイジェントゥ	抗アレルギー薬 **antiallergic agent** アンティアラジック エイジェントゥ

利尿薬 **diuretic** ダイユレティック	鎮痛薬 **painkiller** ペインキラー	下剤 **laxative** ラクサティブ

整腸剤 **antiflatulent** アンティフラチュラント	消炎薬 **antiphlogistic** アンティフロジスティック
胃腸薬 **digestive medicine** ダイジェスティブ メディシン	解熱薬 **antipyretic** アンティパイレティック
うがい薬 **gargle medicine** ガーゴォ メディスン	かゆみ止め **antipruritic** アンティプゥリティック

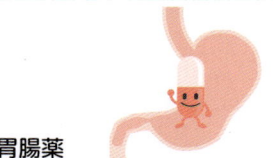

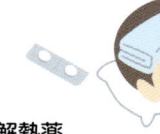

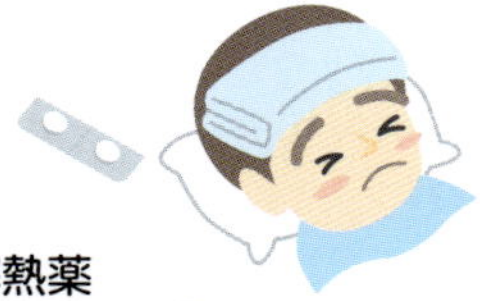

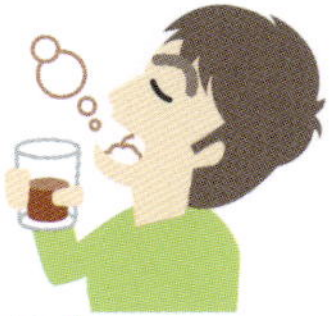

薬剤 MEDICATION

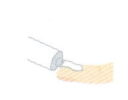

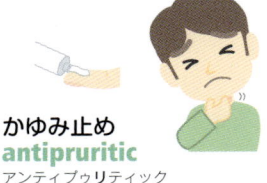

medicine 2
薬剤 2

抗菌薬 **antibiotic** アンティバイオティック	抗高血圧薬 **antihypertensive** アンティハイパーテンシブ
強心薬 **cardiotonic agent** カーディオトニック エイジェントゥ	止血薬 **styptic** スティプティック

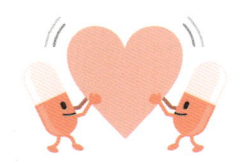

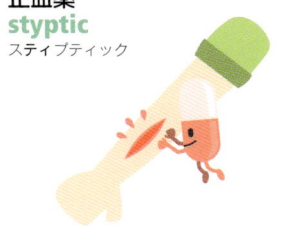

精神安定薬 **tranquilizer** トランキライザー	鎮静薬 **sedative** セディティブ	抗うつ薬 **antidepressant** アンティディプレッサントゥ
抗がん薬 **carcinostatic** カルシノスタティック	子宮収縮薬 **oxytocic** オキシトシック	子宮収縮抑制薬 **tocolytic** トコリティック

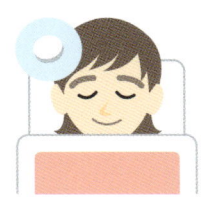

睡眠薬 **sleeping pill** スリーピン(グ) ピル	麻酔薬 **anesthetic** アネステティック

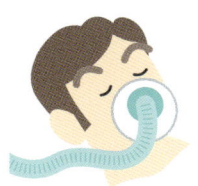

薬剤 MEDICATION

general terms
一般用語

市販薬
over the counter medicine (OTC)
オゥバー ザ キャウンター メディスン

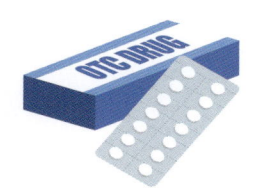

処方箋
prescription
プレスクリプション

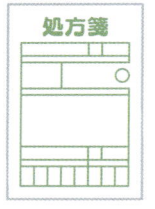

漢方薬
Chinese herbal medicine
チャイニーズ ハーボゥ メディスン

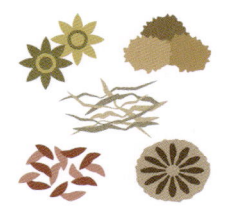

ビタミン剤
vitamin tablets
バイタミン タブレッツ

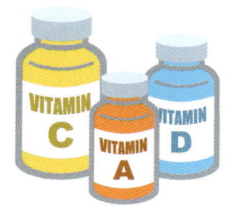

ワクチン
vaccine
バクシン

副作用
side effect
サイ(ド) エフェクトゥ

アレルギー
allergy
アラジー

薬剤 MEDICATION

病院
HOSPITAL

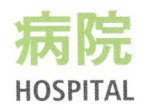

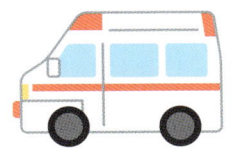

ward 1
病棟 1

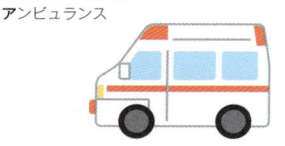

救急車
ambulance
アンビュランス

火災報知機
smoke alarm
スモーク アラーム

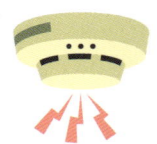

一般病棟
general ward
ジェネラル ウォードゥ

非常口
emergency exit
イマージェンシー エグジットゥ

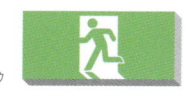

救急病棟
emergency ward
イマージェンシー ウォードゥ

消火器
fire extinguisher
ファイア イクスティンギッシャー

トイレ
lavatory
ラバトリー

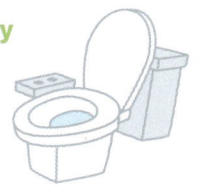

コインランドリー
coin laundry
コイン ロンドリー

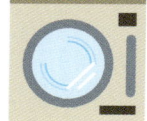

シャワー室
shower room
シャワー ルーム

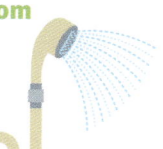

自動販売機
vending machine
ベンディング マシーン

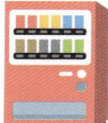

病院 HOSPITAL

80

ward 2
病棟2

診察室
consultation room
コンサルテイション ルーム

集中治療室
intensive care unit
インテンシブ ケア ユニットゥ

リハビリテーション室
rehabilitation center
リハビリテイション センター

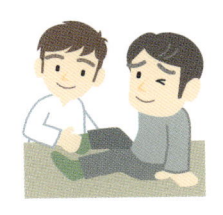

手術室
operating room
オペレイティング ルーム

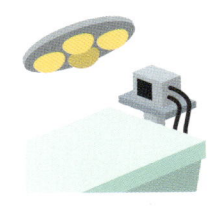

検査室
laboratory
ラボラトリー

霊安室
mortuary
モーチュアリー

スタッフステーション
staff station
スタッフ ステイション

周産期センター
perinatal center
ペリネイタル センター

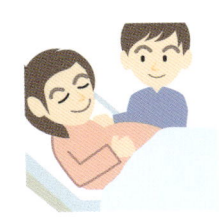

薬局
pharmacy
ファーマシー

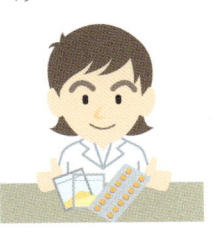

病院 HOSPITAL

outpatient department
外来

病院 HOSPITAL

会計窓口
cashier
キャシアー

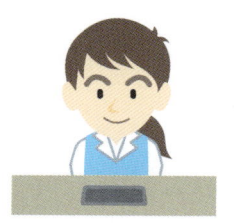

総合受付
general reception
ジェネラゥ レセプション

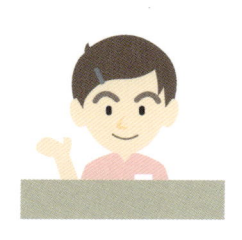

外来窓口
outpatient window
アウトペイシェン(ト) ウィンドゥ

入院受付
admission office
アドミション オフィス

待合室
waiting room
ウェイティング ルーム

ロビー
lobby
ロビー

廊下
hallway
ホーウェイ

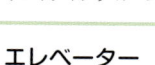

エレベーター
elevator
エレベイター

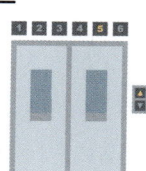

階段
stairs
ステアーズ

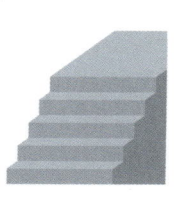

payment
支払い

出産育児一時金
lump-sum birth allowance
ランプサム バース アラウワンス

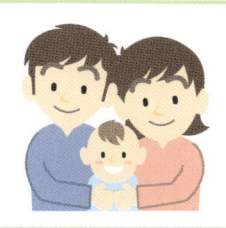

医療費
medical care cost
メディカル ケア コスト

保険
insurance
インシュアランス

助成金用紙
subsidy form
サブサディ フォーム

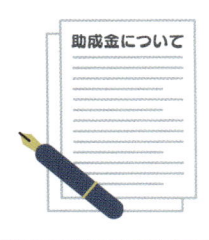

自費
private expenses
プライベイ(ト) イクスペンシズ

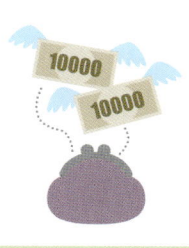

病院
HOSPITAL

Advanced Expression

Do you have health insurance?
健康保険をおもちですか。

patient's room
病室

個室 / private room
プライベイ(ト) ルーム

ロッカー / closet
クロゥゼットゥ

シーツ / bed sheet
ベッ(ド) シートゥ

電動ベッド / electromotive bed
エレクトロモティブ ベッドゥ

ブラインド / window shade
ウィンドウ シェイドゥ

ナースコール / call button
コォウ バタン

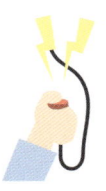

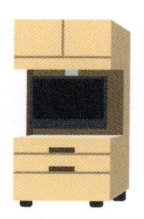

床頭台 / bedside table
ベッドサイ(ド) テイブル

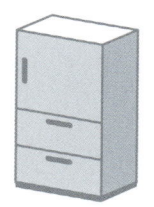

冷蔵庫 / refrigerator
リフリジレイター

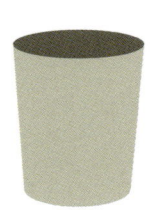

ゴミ箱 / wastebasket
ウェイストバスケットゥ

病院 / HOSPITAL

other
その他

食堂
cafeteria
キャフェティリア

売店
shop
ショップ

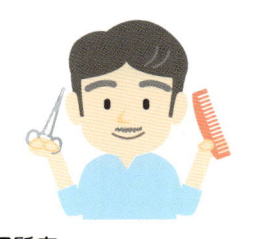

理髪店
barbershop
バーバーショップ

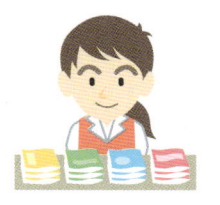

タクシー乗り場
taxi stand
タクシー スタンドゥ

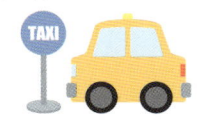

病院 HOSPITAL

Advanced Expression

The cafeteria is in the first basement.
食堂は地下1階です。
The staff station is near the elevator.
スタッフステーションはエレベーターの近くです。
Visiting hours are from 10 A.M. to 10 P.M.
面会時間は午前10時から午後10時までです。

表3　病院で働くスタッフの名称

院長	hospital director
副院長	vice director of hospital
医師	doctor
研修医	resident
看護部長	director of nursing
看護師	nurse
専門看護師	certified nurse specialist
認定看護師	certified nurse
看護実習生	student nurse
助産師	midwife
歯科医師	dentist
薬剤師	pharmacist
栄養士	dietitian
臨床検査技師	lab technician
放射線技師	radiology technician
理学療法士	physical therapist
作業療法士	occupational therapist
ソーシャルワーカー	medical social worker
言語療法士	speech therapist
臨床心理士	clinical psychologist
事務職員	clerk
受付係	receptionist
会計係	cashier

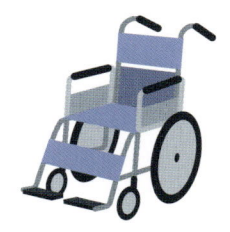

看護用品・機器
SUPPLIES and EQUIPMENT

consumables
消耗品 1

絆創膏
adhesive bandage
アドヒシブ バンデイジ

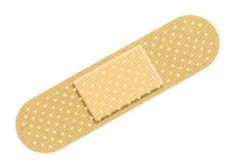

綿棒
swab
スワブ

脱脂綿
absorbent cotton
アブソーベン(ト) カトゥン

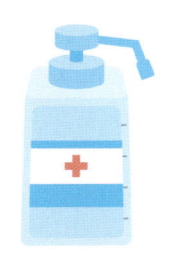

消毒液
antiseptic solution
アンティセプティック ソリュション

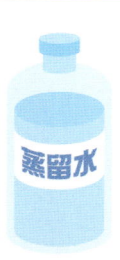

蒸留水
distilled water
ディスティル(ド) ウォータ

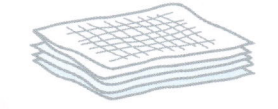

ガーゼ
gauze
ゴォズ

包帯
bandage
バンデイジ

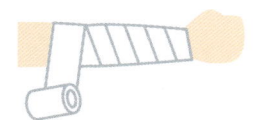

看護用品・機器 SUPPLIES and EQUIPMENT

consumables
消耗品2

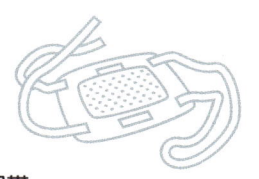

眼帯
eye patch
アイ パッチ

圧迫帯
pressure bandage
プレッシャ バンデイジ

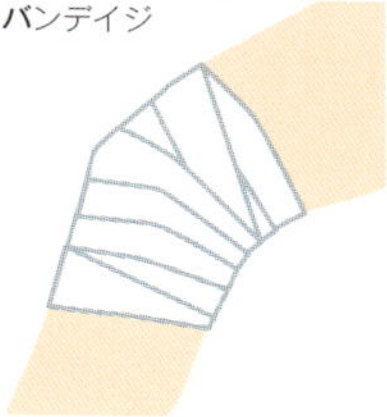

シーネ
splint
スプリントゥ

抑制帯
restraining band
リストレイニン(グ) バンド

吊り包帯
sling
スリング

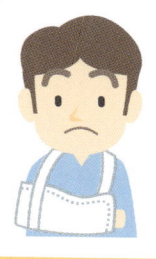

ホットパック
hot pack
ホッ(ト) パック

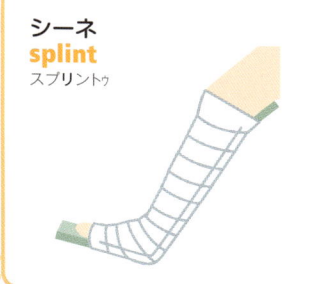

氷のう
ice bag
アイス バッグ

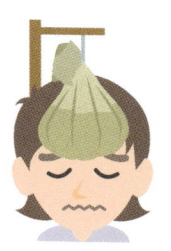

看護用品・機器 SUPPLIES and EQUIPMENT

measuring instruments
計測用品

身長計
height scale
ハイトゥ スケィル

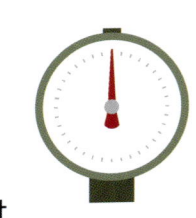

体重計
weight scale
ウェイトゥ スケィル

体温計
thermometer
サモォミター

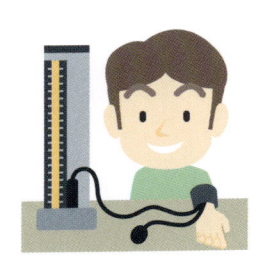

血圧計
blood pressure gauge
ブラッド プレッシャー ゲイジ

聴診器
stethoscope
ステソスコープ

パルスオキシメーター
pulse oximeter
パゥス オキシミター

看護用品・機器 SUPPLIES and EQUIPMENT

medical devices
医療機器

酸素マスク
oxygen mask
オキシジェン マスク

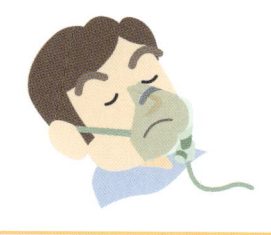

酸素タンク
oxygen tank
オキシジェン タンク

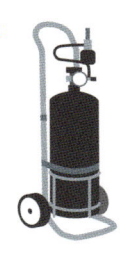

人工呼吸器
ventilator
ベンティレイター

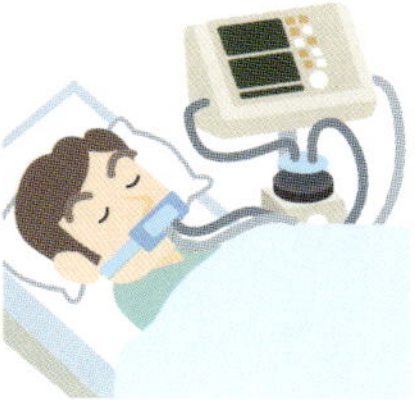

注射器
syringe
スリンジ

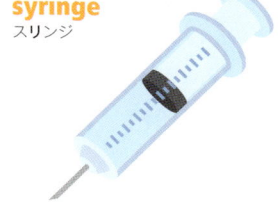

吸引器
aspirator
アスピレイター

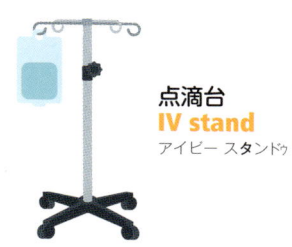

点滴台
IV stand
アイビー スタンドゥ

吸入器
inhaler
インヘイラー

看護用品・機器 SUPPLIES and EQUIPMENT

91

equipments
備品

鑷子, ピンセット
tweezers
トゥイザーズ

ベッド柵
bed rail
ベッ(ド) レイゥ

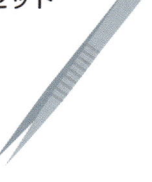

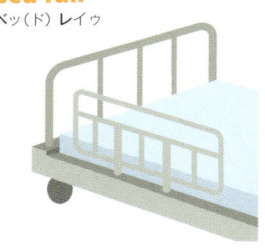

鉗子
forceps
フォーセップス

車椅子
wheelchair
ウィールチェア

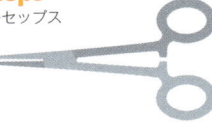

松葉杖
crutch
クラッチ

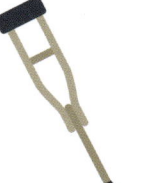

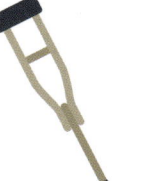

膿盆
emesis basin
エメシス ベイスン

しびん
urine bottle
ユリン ボトゥ

担架, ストレッチャー
stretcher
ストゥレチャー

看護用品・機器 SUPPLIES and EQUIPMENT

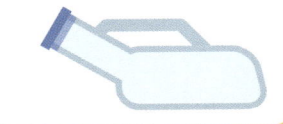

患者さんの
日常生活
DAILY ACTIVITIES

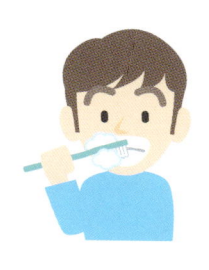

grooming and cleanliness 1
身づくろい 1

歯磨き
tooth brushing
トゥース ブラシング

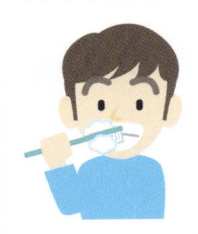

歯ブラシ
toothbrush
トゥースブラシュ

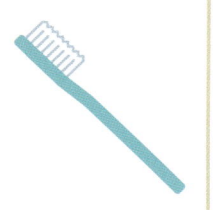

歯磨き粉
toothpaste
トゥースペイストゥ

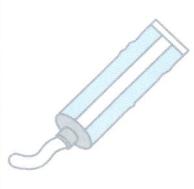

洗顔
face washing
フェイス ウォッシング

石鹸
soap
ソウプ

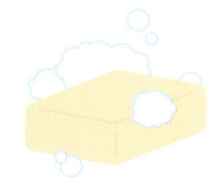

うがい
gargling
ガーグリング

化粧
makeup
メイカップ

散髪
haircut
ヘアカットゥ

洗面器
wash-basin
ウォッシュベイスン

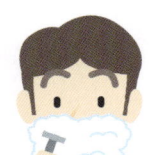

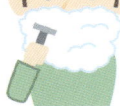

ひげそり
shaver
シェイバー

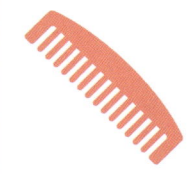

くし
hair comb
ヘア コウム

患者さんの日常生活 DAILY ACTIVITIES

grooming and cleanliness 2
身づくろい2

入浴
bath
バス

ぬるま湯
warm water
ウォーム ウォーター

シャンプー
shampoo
シャンプー

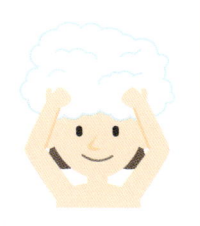

ドライヤー
hair dryer
ヘア ドライアー

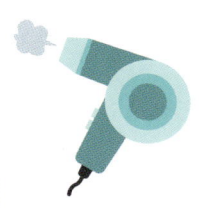

爪切り
nailclipper
ネイルクリッパー

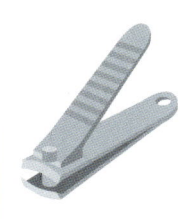

浴槽
bathtub
バスタブ

蛇口
faucet
フォウセットゥ

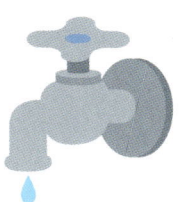

患者さんの日常生活 DAILY ACTIVITIES

eating
食事

朝食 **breakfast** ブレックファストゥ	昼食 **lunch** ランチ	夕食 **supper** サパー

パン **bread** ブレッドゥ	米 **rice** ライス	おかゆ **rice porridge** ライス ポリッジ
		経管栄養 **tube feeding** チューブ フィーディング

治療食 **therapeutic diet** セラピュティック ダイエットゥ	高タンパク食 **high-protein diet** ハイプロティーン ダイエットゥ
流動食 **liquid diet** リクィッ(ドゥ) ダイエットゥ	皿 **dish** ディシュ
減塩食 **low-salt diet** ロウソルトゥ ダイエットゥ	
はし **chopsticks** チョップスティックス	椀 **bowl** ボウル

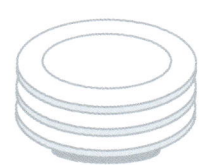

患者さんの日常生活
DAILY ACTIVITIES

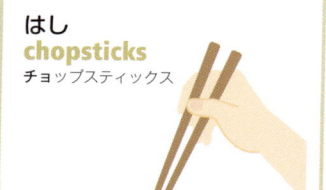

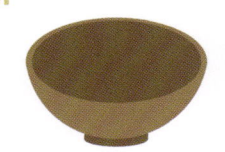

excretion
排泄

お通じ
passage
パッセイジ

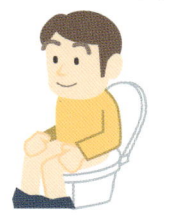

排尿
urination
ユリネイション

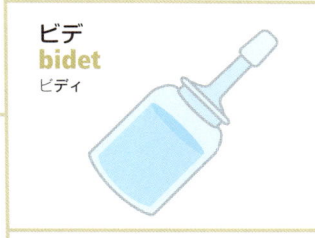

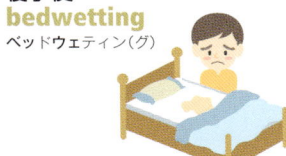

ビデ
bidet
ビディ

寝小便
bedwetting
ベッドウェティン(グ)

生理用ナプキン
sanitary pad
サニタリィ パッドゥ

患者さんの日常生活　DAILY ACTIVITIES

Advanced Expression

Please let me know if you need any help.
お手伝いの必要がありましたらお知らせください。
I am going to give you an enema.
浣腸をします。

sleep
睡眠

起床時間
wake-up time
ウェイクアップ タイム

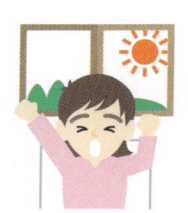

消灯時間
lights-out time
ライツアウ(ト) タイム

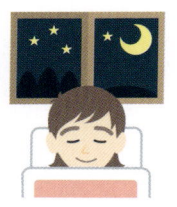

ねまき
nightwear
ナイ(ト)ウェア

寝具
bedclothes
ベッドクロウズ

マットレス
mattress
マットレス

枕
pillow
ピロゥ

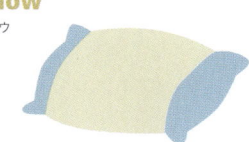

毛布
blanket
ブランケットゥ

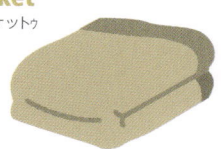

患者さんの日常生活
DAILY ACTIVITIES

Advanced Expression

Lights are turned off at 9 P.M.
消灯時間は午後9時です。
Do you need a sleeping pill?
睡眠薬が必要ですか。

personal belongings
身周り品

～はロッカーに入れてください。
Please put your... in the closet.
プリィズ プッチュア ～ イン ザ クロゥゼット

入れ歯
false teeth
フォゥス ティース

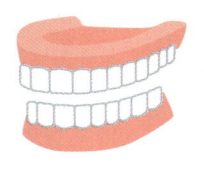

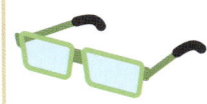

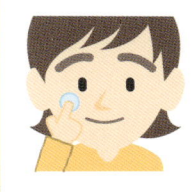

メガネ
glasses
グラッシィズ

コンタクトレンズ
contact lenses
コンタク(ト) レンジズ

かつら
wig
ウィグ

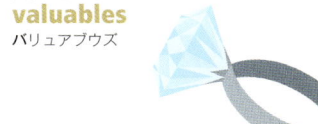

貴重品
valuables
バリュアブゥズ

下着
underwear
アンダーウェア

患者さんの日常生活　DAILY ACTIVITIES

表4　日常生活動作

食べる	eat
(薬を) 飲む	take
起きる	wake up
寝る	sleep
横になる	lie down
上半身を起こす	sit up
台に上がる	climb/go up
台から降りる	go down
身に着ける	put on
脱ぐ	take off
歩く	walk
座る	sit down
立つ	stand up
話す	speak
おしっこをする	urinate
(目薬を) さす	put in
こする	rub
(軟膏を) 塗る	apply

表5　痛みの表現

わずかな	slight
軽度の	mild
中程度の	moderate
激しい	sharp
我慢できないほどの	intolerable
ちくちく刺すような	prickling
刺すような	stinging
きりきりする	griping
ずきずきする	throbbing
うずくような	shooting
ギューッとなる	squeezing
差し込むような	crampy
焼けるような	burning

★表4にある動詞は，下の"..."に入れて使うと大変便利です。

Do you have difficulty ...ing?

〜するのが大変ですか？　(例 eating, walking, urinatingなど)

ウィメンズヘルス

WOMEN'S HEALTH

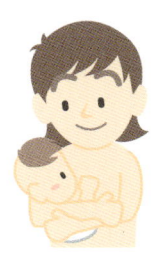

pregnancy
妊娠

妊娠検査
pregnancy test
プレグナンシー テストゥ

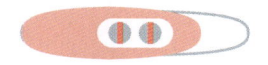

羊水
amniotic fluid
アムニオティック フルイッドゥ

胎児
fetus
フィータス

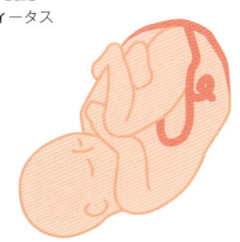

妊婦健診
prenatal checkup
プレネイタル チェックアップ

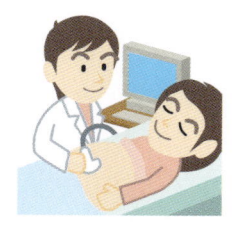

つわり
morning sickness
モーニン(グ) シックネス

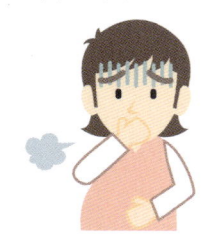

内診
pelvic examination
ペルビック エグザミネイション

切迫流産
threatened miscarriage
スレトゥンド ミスキャリッジ

助産師
midwife
ミッ(ド)ワイフ

子宮底
uterine fundus
ユータリン ファンダス

流産
miscarriage
ミスキャリッジ

delivery
分娩

| 陣痛 **contraction** コントゥラクション | 分娩室 **delivery room** デリバリー ルーム | 会陰切開術 **episiotomy** エピジオトミー |

陣痛誘発
induction of labor
インダクション オブ レイバー

帝王切開
Caesarean section
シザリアン セクション

正常分娩
normal delivery
ノーマル デリバリー

吸引分娩
vacuum extraction
バキューム エクストラクション

低出生体重
low birth weight
ロウ バース ウェイトゥ

新生児
neonate
ニオネイトゥ

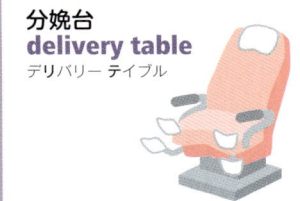

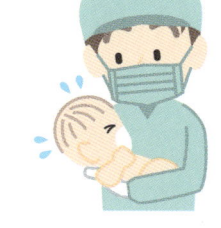

分娩台
delivery table
デリバリー テイブル

| いきむ **push** プッシュ | 死産 **stillbirth** スティウバース | 早産 **premature delivery** プリメチュア デリバリー |

ウィメンズヘルス WOMEN'S HEALTH

puerperium
産褥

悪露 **lochia** ロキア	後陣痛 **afterpains** アフターペインズ	胎盤 **placenta** プラセンタ
搾乳器 **breast pump** ブレス(ト) パンプ	マタニティーブルー **postpartum blues** ポストパータム ブルース	
母乳 **breast milk** ブレス(ト) ミルク	沐浴 **tub bath** タブ バス	へその緒 **umbilical cord** アンビリカウ コードゥ

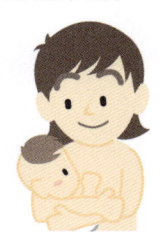

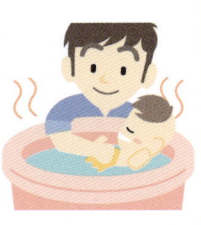

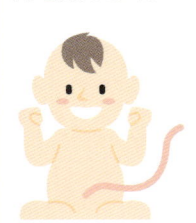

ウィメンズヘルス WOMEN'S HEALTH

newborn and infant care
新生児と幼児のケア

| 幼児
infant
インファントゥ | 未熟児
premature baby
プリメチュア ベイビー | ぐずっている
fussy
ファッシー |

はいはい歩きすること
crawling
クロウリング

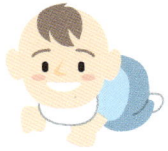

よだれをたらすこと
drooling
ドゥルゥリング

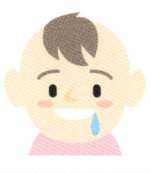

オムツかぶれ
diaper rash
ダイアパー ラッシュ

新生児室
babies' room
ベイビーズ ルーム

離乳食
baby food
ベイビー フードゥ

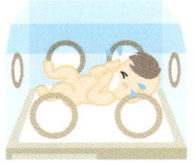

保育器
incubator
インキュベイター

ベビーベッド
cot
コットゥ

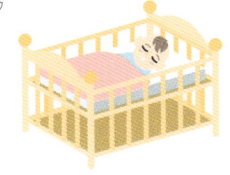

ウィメンズヘルス WOMEN'S HEALTH

women's health
ウィメンズヘルス

月経
period
ピリオドゥ

家族計画
family planning
ファミリー プラニング

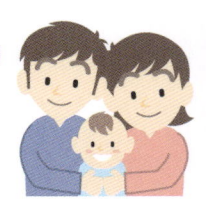

避妊
birth control
バース コントロール

更年期, 閉経
menopause
メナポォズ

排卵
ovulation
オビュレイション

経口避妊薬 (ピル)
birth control pills
バース コントロール ピゥス

Advanced Expression

When was your last period?
前回の生理はいつでしたか。
Are you using any kind of contraception?
避妊していますか。

INDEX

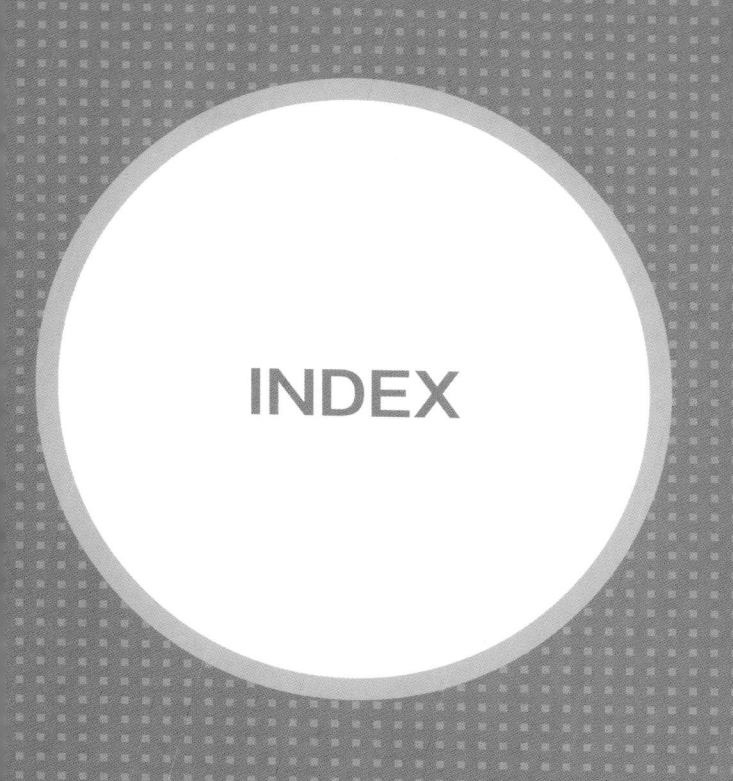

あ

握力	57
顎	4
脚	2
足	2
ーの裏	9
ーの親指	9
ーの小指	9
足首	8
脚の付け根	8
足指	9
ーの爪	9
汗	36
あせも	35
頭	2
圧迫帯	89
アトピー性皮膚炎	52
歩く	100
アルツハイマー病	40
アレルギー	78
胃	16
胃液	16
胃炎	44
胃潰瘍	44
胃カメラ	66
胃カメラ検査	64
いきむ	103
医師	86
痛み	24
胃腸薬	76
胃痛	30
一般病棟	80
いぼ	52
医療費	83
入れ歯	99
陰茎	20
咽喉	14
陰性	56
インチ	60
院長	86
咽頭	14
陰のう	20
インフルエンザ	48
ウエスト	6
うおのめ	52
うがい	94
うがい薬	76
受付係	86
右心室	15
右心房	15
うずくような	100
内の	3
うっ血	29
うつ病	41
腕	2
栄養士	86
会陰	21
会陰切開術	103
エレベーター	82
横隔膜	14
応急処置	68
横行結腸	17
黄疸	26
嘔吐	24
嘔吐下痢症	53
嘔吐物	36
おかゆ	96
悪寒	25
起きる	100
おしっこをする	100
おたふく風邪	48
お通じ	97
おでき	34
おなかがはること	30
オムツかぶれ	105
親指	7
悪露	104

か

ガーゼ	88
臥位	70
外陰部	21
会計係	86
会計窓口	82
階段	82
回腸	16
外転	3
外来窓口	82
顔	2
かかと	9
過換気	59
喀痰検査	65
拡張期血圧	58
角膜炎	51
下行結腸	17
過呼吸	59
火災報知機	80
かさぶた	34
華氏	59, 60
過食症	41
下垂体	18
家族計画	106
肩	2, 6
下腿	2
下大静脈	15, 19
肩こり	39
かつら	99
カテーテル	66
カテーテル法	69
カプセル	74
花粉症	51
下方の	3
我慢できないほどの	100
髪の毛	4
かゆみ	35
かゆみ止め	76
顆粒剤	74
川崎病	53
肝炎	44, 48
肝機能検査	65

108

INDEX

肝硬変 …… 44	狭心症 …… 43	血小板 …… 22
看護師 …… 86	強心薬 …… 77	血尿 …… 31
看護実習生 …… 86	胸腺 …… 18	げっぷ …… 30
寛骨 …… 12	胸痛 …… 29	血便 …… 30
看護部長 …… 86	胸部 …… 2	結膜炎 …… 51
鉗子 …… 92	局所麻酔 …… 68	血友病 …… 47
関節炎 …… 38	拒食症 …… 41	解熱薬 …… 76
関節痛 …… 39	切り傷 …… 54	下痢 …… 24, 30
関節リウマチ …… 38	きりきりする …… 100	下痢止め薬 …… 76
肝臓 …… 16	キログラム …… 60	減塩食 …… 96
肝臓がん …… 44	緊急手術 …… 68	幻覚 …… 27
乾燥肌 …… 34	緊張 …… 27	肩甲骨 …… 10
眼帯 …… 89	筋肉痛 …… 39	言語療法士 …… 86
浣腸 …… 69	空腸 …… 16	検査室 …… 81
漢方薬 …… 78	くし …… 94	研修医 …… 86
丸薬 …… 74	くしゃみ …… 28	見当識 …… 58
気管 …… 14	薬指 …… 7	検便 …… 62
気管支 …… 14	ぐずっている …… 105	コインランドリー …… 80
気管支炎 …… 42	口 …… 5	抗アレルギー薬 …… 76
気管支鏡 …… 66	口(唇)の乾き …… 26	抗うつ薬 …… 77
気管支鏡検査 …… 64	唇 …… 5	抗がん薬 …… 77
気胸 …… 42	クッシング症候群 …… 49	抗菌薬 …… 77
起床時間 …… 98	首(頸) …… 2, 4	高血圧 …… 29
傷跡 …… 35	くも膜下出血 …… 40	膠原病 …… 47
基礎体温 …… 62	車椅子 …… 92	抗高血圧薬 …… 77
貴重品 …… 99	経管栄養 …… 96	甲状腺 …… 18
ぎっくり腰 …… 39	経口で …… 72	抗真菌薬 …… 76
ギューッとなる …… 100	経口避妊薬 …… 106	後陣痛 …… 104
吸引 …… 69	けい骨 …… 12	高タンパク食 …… 96
吸引器 …… 91	軽度の …… 100	喉頭 …… 14
吸引分娩 …… 103	けいれん …… 25	高熱 …… 59
吸入薬 …… 75	下剤 …… 76	更年期 …… 106
救急車 …… 80	化粧 …… 94	更年期障害 …… 50
救急病棟 …… 80	血圧 …… 58, 62	後方の …… 3
吸入 …… 69	血圧計 …… 90	硬膜外麻酔 …… 68
吸入器 …… 91	結核 …… 42	肛門 …… 17
胸囲 …… 57	血管 …… 15	呼吸音 …… 57
仰臥位 …… 70	血管造影 …… 65	呼吸困難 …… 28
狂犬病 …… 48	月経 …… 106	呼吸数 …… 58
胸骨 …… 10	血漿 …… 22	個室 …… 84

五十肩	38	
こする	100	
骨髄	22	
骨折	38	
骨粗しょう症	38	
骨盤	12	
粉薬	74	
こぶ	35	
ゴミ箱	84	
米	96	
こめかみ	4	
小指	7	
コレラ	48	
こわばり	25	
昏睡	27	
コンタクトレンズ	99	

さ

砕石位	71
作業療法士	86
搾乳器	104
鎖骨	10
刺し傷	54
差し込むような	100
挫傷	54
左心室	15
左心房	15
さす（目薬を）	100
刺すような	100
嗄声	28
坐薬	75
皿	96
酸素タンク	91
酸素飽和度	58
酸素マスク	91
散髪	94
シーツ	84
シーネ	89
歯科医師	86
視覚のぼけ	33

子宮	21
子宮筋腫	50
子宮頸がん	50
子宮収縮薬	77
子宮収縮抑制薬	77
子宮体がん	50
子宮底	102
子宮内膜がん	50
止血	69
止血薬	77
指骨	11
趾骨	12
死産	103
視診	56
下着	99
歯痛	26
しつがい骨	12
膝胸位	71
失禁	31
失語	27
湿疹	35
失明	51
自動販売機	80
市販薬	78
自費	83
しびれ感	27
しびん	92
事務職員	86
シムス体位	71
蛇口	95
尺骨	11
シャワー室	80
シャンプー	95
充血した目	33
周産期センター	81
収縮期血圧	58
集中治療室	81
十二指腸	16
十二指腸潰瘍	44
手根骨	11

手術	68
手術室	81
出血	25, 36
出産育児一時金	83
消炎薬	76
消火器	80
松果体	18
上気道炎	53
上行結腸	17
錠剤	74
症状	56
上大静脈	15
小腸	16
消灯時間	98
床頭台	84
消毒液	75, 88
小脳	13
上半身を起こす	100
上方の	3
静脈	56
蒸留水	88
上腕	2, 6
上腕骨	11
食語	72
触診	56
食前	72
食中毒	44
食道	16
食堂	85
食道鏡検査	64
食欲減退	30
助産師	86, 102
助成金用紙	83
処方箋	78
徐脈	29, 43
視力	57
視力検査	62
視力検査表	66
シロップ剤	74
しわ	34

INDEX

腎盂炎 ･････････････ 46
腎炎 ････････････････ 46
心音 ････････････････ 56
心筋炎 ･･･････････････ 43
心筋梗塞 ･･･････････ 43
心筋症 ･･･････････････ 43
真菌症 ･･･････････････ 48
寝具 ････････････････ 98
神経 ････････････････ 13
人工呼吸 ･････････････ 69
人工呼吸器 ･･･････････ 91
心雑音 ･･･････････････ 57
診察室 ･･･････････････ 81
新生児 ･･･････････････ 103
新生児室 ･････････････ 105
心臓 ････････････････ 15
腎臓 ････････････････ 19
心臓カテーテル検査 ･･ 65
心臓発作 ･････････････ 43
身長 ････････････････ 57
身長計 ･･･････････････ 90
陣痛 ････････････････ 103
陣痛誘発 ･････････････ 103
心電図 ･･･････････････ 62
心拍数 ･･･････････････ 58
心不全 ･･･････････････ 43
腎不全 ･･･････････････ 46
じんましん ･･･････････ 35
膵炎 ････････････････ 44
膵臓 ････････････････ 16, 18
水痘 ････････････････ 53
睡眠薬 ･･･････････････ 77
すきずきする ･････････ 100
スタッフステーション ･･ 81
頭痛 ････････････････ 25
ストレッチャー ･･･････ 92
すね ････････････････ 8
すり傷 ･･･････････････ 54
座る ････････････････ 100
精管 ････････････････ 20

生検 ････････････････ 62
精子 ････････････････ 36
正常分娩 ･････････････ 103
精神安定薬 ･･･････････ 77
精巣 ････････････････ 20
整腸剤 ･･･････････････ 76
精のう ･･･････････････ 20
喘鳴 ････････････････ 28
性欲 ････････････････ 32
生理食塩液 ･･･････････ 75
生理痛 ･･･････････････ 32
生理不順 ･････････････ 32
生理用ナプキン ･･･････ 97
咳 ･･････････････････ 26
脊髄 ････････････････ 13
咳止め薬 ･････････････ 76
切開 ････････････････ 68
舌下製剤 ･････････････ 74
セックスレス ･････････ 32
赤血球 ･･･････････････ 22
石鹸 ････････････････ 94
摂氏 ････････････････ 59, 60
鑷子 ････････････････ 92
絶食 ････････････････ 72
切迫流産 ･････････････ 102
背中 ････････････････ 6
　－の痛み ･･･････････ 39
背骨 ････････････････ 10
セミファウラー体位 ･･ 70
洗顔 ････････････････ 94
仙骨 ････････････････ 12
全身麻酔 ･････････････ 68
喘息 ････････････････ 42
センチメートル ･･･････ 60
前方の ･･･････････････ 3
洗面器 ･･･････････････ 94
専門看護師 ･･･････････ 86
前立腺 ･･･････････････ 20
前立腺がん ･･･････････ 46
前腕 ････････････････ 2, 6

躁うつ病 ･････････････ 41
造影剤 ･･･････････････ 66
挿管 ････････････････ 69
総合受付 ･････････････ 82
早産 ････････････････ 103
躁病 ････････････････ 41
ソーシャルワーカー ･･ 86
側臥位 ･･･････････････ 71
足根骨 ･･･････････････ 12
側方の ･･･････････････ 3
外の ････････････････ 3
そばかす ･････････････ 34

た

体温 ････････････････ 58, 62
体温計 ･･･････････････ 90
台から降りる ･････････ 100
胎児 ････････････････ 102
体重 ････････････････ 57
体重計 ･･･････････････ 90
大腿 ････････････････ 2
大腿骨 ･･･････････････ 12
大腸 ････････････････ 17
大腸がん ･････････････ 45
大腸鏡検査 ･･･････････ 64
大動脈 ･･･････････････ 15
大動脈瘤 ･････････････ 43
台に上がる ･･･････････ 100
大脳 ････････････････ 13
胎盤 ････････････････ 104
唾液 ････････････････ 36
タクシー乗り場 ･･･････ 85
打診 ････････････････ 56
立つ ････････････････ 100
脱臼 ････････････････ 38
脱脂綿 ･･･････････････ 88
脱水症状 ･････････････ 25
脱毛症 ･･･････････････ 52
多尿 ････････････････ 31
食べる ･･･････････････ 100

111

打撲傷	54
痰	28
担架	92
胆管結石	44
胆石症	44
胆のう	16
胆のう炎	44
チアノーゼ	34
ちくちく刺すような	100
乳首	6
腟	21
中耳炎	51
注射	68
注射器	91
中手骨	11
昼食	96
虫垂	17
虫垂炎	45
中足骨	12
中程度の	100
腸炎	45
超音波検査	62
超音波ドップラー	65
徴候	56
長坐位	70
腸雑音	57
朝食	96
聴診	56
聴診器	66, 90
腸捻転	45
腸閉塞	45
直腸	17
直腸がん	45
直腸鏡	66
治療食	96
鎮静薬	77
鎮痛薬	76
痛風	38
突き指	39
爪切り	95

吊り包帯	89
つわり	102
手	2
帝王切開	103
低換気	59
低血圧	29
低出生体重	103
剃毛	69
摘便	69
手首	7
手のひら	7
てんかん	40
点眼薬	75
点滴	69
点滴台	91
電動ベッド	84
点鼻薬	75
殿部	8
トイレ	80
頭蓋	10
動悸	29
統合失調症	41
とう骨	11
透析	69
導尿	69
糖尿病	49
動脈	56
吐血	30
床ずれ	35
突発性発疹	53
ドライアイ	33
ドライヤー	95
トレンデレンブルグ体位	71

な

ナースコール	84
内視鏡手術	68
内診	102
内転	3
膿盆	92

中指	7
涙	36
軟膏	75
にきび	34
入院受付	82
乳がん	50
乳腺炎	50
乳房	6
入浴	95
尿管	19
尿検査	62
尿道	19
尿路結石	46
妊娠検査	102
認知症	40
認定看護師	86
妊婦健診	102
脱ぐ	100
塗る(軟膏を)	100
ぬるま湯	95
寝小便	97
熱	24
ねまき	98
眠そうな	27
寝る	100
ねんざ	38
粘液	28
ノイローゼ	41
脳	13
脳幹	13
脳梗塞	40
脳腫瘍	40
脳卒中	40
喉の痛み	26
飲む(薬を)	100

は

パーキンソン病	40
肺	14
肺炎	42

INDEX

肺活量測定検査	65
肺がん	42
肺機能検査	65
売店	85
梅毒	48
排尿	97
排尿困難	31
はいはい歩きすること	105
排卵	106
パウダー薬	75
吐き気	24
白内障	51
激しい	100
はし	96
はしか	53
橋本病	49
バセドー病	49
白血球	22
白血病	47
鼻	5
話す	100
鼻血	33
鼻詰まり	33
鼻水	26, 28, 33, 36
歯ブラシ	94
歯磨き	94
歯磨き粉	94
腹	6
はり	25
バリウム注腸	65
パルスオキシメーター	90
パン	96
反射	57
絆創膏	88
鼻炎	51
日帰り手術	68
ひげそり	94
鼻孔	5
ひ骨	12
尾骨	12
膝	2, 8
肘	6
非常口	80
額	4
ビタミン剤	78
左の	3
必要に応じて	72
ビデ	97
人差し指	7
避妊	106
微熱	59
皮膚がん	52
肥満	25
百日咳	53
氷のう	89
ピル	106
貧血	47
ピンセット	92
頻尿	31
頻脈	29, 43
ファウラー体位	70
フィート	60
風疹	53
腹囲	57
副院長	86
腹臥位	71
腹腔鏡	66
腹腔鏡検査	64
副甲状腺	18
副作用	78
副腎	18
腹痛	30
腹部	2
腹部大動脈	19
腹膜炎	45
ふくらはぎ	8
浮腫	26
不整脈	29, 43
太もも	8
不妊	32
不眠症	41
ブラインド	84
分娩室	103
分娩台	103
閉経	106
へそ	6
－の緒	104
ベッド柵	92
ベビーベッド	105
ヘモグロビン	22
ヘルペス	48
弁	15
偏頭痛	27
扁桃炎	51
便秘	24
片麻痺	27
保育器	105
縫合	68
膀胱	19
膀胱炎	46
膀胱鏡検査	64
放射線技師	86
包帯	88
乏尿	31
ほお	4
ほくろ	34
保険	83
勃起障害	32
発疹	24
ホットパック	89
母乳	104
ポリープ	26
ポンド	60

ま

毎時間	72
毎日	72
枕	98
麻酔	68
麻酔薬	77

マタニティーブルー	104	薬局	81	廊下	82
待合室	82	夕食	96	ロッカー	84
まつげ	5	輸血	69	肋骨	10
末梢神経	13	指関節	7	ロビー	82
マットレス	98	指の爪	7		
松葉杖	92	幼児	105	**わ**	
麻痺	27	羊水	102	わきの下	6
まぶた	5	陽性	56	ワクチン	78
眉	5	腰椎麻酔	68	わずかな	100
マラリア	48	腰痛	39	椀	96
右の	3	抑制帯	89		
未熟児	105	浴槽	95	**その他**	
水虫	52	横になる	100	1日おき	72
身に着ける	100	よだれをたらすこと	105	1日2回	72
耳	5	予防注射	69	1日3回	72
耳あか	33			1日4回	72
耳たぶ	5	**ら**		4時間ごと	72
脈拍	58	ラ音	28	6時間ごと	72
無呼吸	59	卵管	21	CT検査	63
虫さされ	54	乱視	51	MRI検査	63
むち打ち症	39	卵巣	21	S状結腸	17
無尿	31	リウマチ	38	X線検査	63
胸	6	理学療法士	86		
胸やけ	30	立位	70		
目	5	離乳食	105		
メガネ	99	利尿薬	76		
めまい	25	理髪店	85		
目やに	33	リハビリテーション室	81		
メラノーマ	52	流産	102		
綿棒	88	流動食	96		
盲腸	17	緑内障	51		
毛布	98	臨床検査技師	86		
沐浴	104	臨床心理士	86		
ものもらい	51	リンパ	22		
		リンパ球	22		
や		リンパ腺	22		
薬剤師	86	淋病	48		
やけど	52	霊安室	81		
焼けるような	100	冷蔵庫	84		
痩せ	25	裂傷	54		

INDEX

A

- abdomen ·············· 2, 6
- abdominal aorta ········ 19
- abdominal circumference ··· 57
- abdominal pain ········ 30
- abduction ············· 3
- absorbent cotton ······· 88
- acne ················· 34
- adduction ············· 3
- adhesive bandage ······ 88
- admission office ······ 82
- adrenal gland ········· 18
- after meals ··········· 72
- afterpains ··········· 104
- allergy ··············· 78
- alopecia ············· 52
- Alzheimer disease ····· 40
- ambulance ············ 80
- amniotic fluid ········ 102
- anemia ··············· 47
- anesthesia ············ 68
- anesthetic ············ 77
- angina pectoris ······· 43
- angiography ··········· 65
- ankle ················· 8
- anorexia ············· 41
- anterior ·············· 3
- antiallergic agent ····· 76
- antibiotic ············ 77
- antidepressant ········ 77
- antidiarrheal agent ···· 76
- antiflatulent ········· 76
- antihypertensive ······ 77
- antimycotic agent ····· 76
- antiphlogistic ········ 76
- antipruritic ·········· 76
- antipyretic ··········· 76
- antiseptic solution ··· 75, 88
- anuria ··············· 31
- anus ················· 17
- aorta ················ 15
- aortic aneurysm ······· 43
- aphasia ·············· 27
- apnea ················ 59
- appendicitis ········· 45
- appendix ············· 17
- appetite loss ········· 30
- apply ··············· 100
- arm ··················· 2
- armpit ················ 6
- arrhythmia ··········· 43
- artery ··············· 56
- arthritis ············ 38
- artificial respiration ·· 69
- as necessary ·········· 72
- ascending colon ······· 17
- aspirator ············ 91
- asthma ··············· 42
- astigmatism ·········· 51
- athlete's foot ········ 52
- atopic dermatitis ····· 52
- auscultation ········· 56

B

- babies' room ········· 105
- baby food ············ 105
- back ·················· 6
- backache ············· 39
- bandage ·············· 88
- barbershop ··········· 85
- barium enema ········· 65
- basal body temperature ·· 62
- Basedow disease ······ 49
- bath ················· 95
- bathtub ·············· 95
- bed rail ············· 92
- bed sheet ············ 84
- bed sore ············· 35
- bedclothes ··········· 98
- bedside table ········ 84
- bedwetting ··········· 97
- before meals ········· 72
- bidet ················ 97
- big toe ··············· 9
- bile duct stone ······· 44
- biopsy ··············· 62
- bipolar disorder ······ 41
- birth control ········ 106
- birth control pills ··· 106
- bite ················· 54
- blanket ·············· 98
- bleeding ·········· 25, 36
- blindness ············ 51
- bloating ············· 30
- blocked nose ········· 33
- blood congestion ····· 29
- blood pressure ····· 58, 62
- blood pressure gauge ··· 90
- blood transfusion ····· 69
- blood vessel ·········· 15
- bloody stool ········· 30
- blurred vision ······· 33
- body temperature ····· 58
- boil ················· 34
- bone marrow ·········· 22
- bowel sound ·········· 57
- bowl ················· 96
- bradycardia ·········· 43
- brain ················ 13
- brain tumor ·········· 40
- brainstem ············ 13
- bread ················ 96
- breakfast ············ 96
- breast ················ 6
- breast bone ·········· 10
- breast cancer ········ 50
- breast milk ········· 104
- breast pump ········· 104
- breath sound ········· 57
- brest inflammation ···· 50

115

bronchitis	42	
bronchoscope	66	
bronchoscopy	64	
bronchus	14	
bruise	54	
bulimia	41	
burn	52	
burning	100	
burp	30	

C

Caesarean section	103
cafeteria	85
calf	8
call button	84
capsule	74
carcinostatic	77
cardiac catheterization	65
cardiac murmur	57
cardiomyopathy	43
cardiotonic agent	77
carpus	11
cashier	82, 86
cataract	51
catheter	66
catheterization	69
cecum	17
Celsius	59, 60
centimeter	60
cerebellum	13
cerebral infarction	40
cerebrum	13
certified nurse	86
certified nurse specialist	86
cervical cancer	50
cheek	4
chest	2, 6
chest circumference	57
chest pain	29
chickenpox	53
chills	24
Chinese herbal medicine	78
cholecystitis	44
cholera	48
chopsticks	96
clavus	52
clerk	86
climb	100
clinical psychologist	86
closet	84
coccyx	12
coin laundry	80
collagenosis	47
collar bone	10
colon cancer	45
colonoscopy	64
coma	27
computerized tomography scan	63
conjunctivitis	51
constipation	24
consultation room	81
contact lenses	99
contraction	103
contrast medium	66
contusion	54
convulsion	25
cot	105
cough	26
cough medicine	76
crampy	100
crawling	105
crus	2
crust	34
crutch	92
Cushing disease	49
cut	54
cyanosis	34
cystitis	46
cystoscopy	64

D

day surgery	68
dehydration	25
delivery room	103
delivery table	103
dementia	40
dentist	86
depression	41
descending colon	17
diabetes	49
dialysis	69
diaper rash	105
diaphragm	14
diarrhea	24, 30
diarrhea and vomiting	53
diastolic blood pressure	58
dietitian	86
difficulty in urinating	31
digestive medicine	76
director of nursing	86
dish	96
dislocation	38
distilled water	88
diuretic	76
dizziness	25
doctor	86
Doppler ultrasonography	65
drooling	105
drowsy	27
dry eye	33
dry mouth	26
dry skin	34
duodenal ulcer	44
duodenum	16
dyspnea	28

E

ear	5
ear lobe	5
earwax	33

INDEX

eat ················· 100
echography ············ 62
eczema ··············· 35
edema ··············· 26
elbow ················ 6
electrocardiogram ······ 62
electromotive bed ····· 84
elevator ············· 82
emergency exit ······· 80
emergency surgery ···· 68
emergency ward ······ 80
emesis basin ········· 92
endometrial cancer ··· 50
endoscopic operation · 68
enema ··············· 69
epidural anesthesia ··· 68
epilepsy ············· 40
episiotomy ··········· 103
erectile dysfunction ··· 32
esophagoscopy ······· 64
esophagus ··········· 16
every day ··········· 72
every four hours ····· 72
every hour ·········· 72
every other day ····· 72
every six hours ····· 72
exanthema subitum ··· 53
external ············· 3
eye ················· 5
eye chart ············ 66
eye mucus ··········· 33
eye patch ············ 89
eye test ············· 62
eye-drops ············ 75
eyebrow ············· 5
eyelash ·············· 5
eyelid ··············· 5

F

face ················ 2, 4
face washing ········· 94
Fahrenheit ·········· 59, 60
fallopian tube ······· 21
false teeth ·········· 99
family planning ····· 106
fasting ············· 72
faucet ·············· 95
feces test ··········· 62
feet ················ 60
femur ··············· 12
fetus ··············· 102
fever ··············· 24
fibula ··············· 12
finger nail ·········· 7
fire extinguisher ···· 80
first aid ············ 68
food poisoning ······ 44
foot ················ 2
forceps ············· 92
forearm ············ 2, 6
forehead ············ 4
four times a day ···· 72
Fowler position ····· 70
fracture ············ 38
freckle ············· 34
frequent urination ··· 31
frozen shoulder ····· 38
fussy ··············· 105

G

gallbladder ········· 16
gallstone disease ···· 44
gargle medicine ····· 76
gargling ············ 94
gastric juice ········ 16
gastric ulcer ········ 44
gastritis ············ 44
gastrocamera ······· 66
gastroscopy ········· 64
gauze ··············· 88

general anesthesia ···· 68
general reception ···· 82
general ward ········ 80
glasses ·············· 99
glaucoma ············ 51
go down ············ 100
go up ··············· 100
gonecyst ············ 20
gonorrhea ··········· 48
gout ················ 38
granule ············· 74
grasping power ····· 57
griping ············· 100
groin ··············· 8

H

hair ················ 4
hair comb ·········· 94
hair dryer ·········· 95
haircut ············· 94
hallucination ······· 27
hallway ············· 82
hand ················ 2
Hashimoto thyroiditis ··· 49
head ················ 2
headache ············ 25
heart ··············· 15
heart attack ········ 43
heart failure ······· 43
heart rate ·········· 58
heart sound ········ 56
heartburn ··········· 30
heel ················ 9
height ·············· 57
height scale ········ 90
hematuria ··········· 31
hemiplegia ·········· 27
hemoglobin ········· 22
hemophilia ·········· 47
hepatitis ·········· 44, 48

Term	Page
herpes	48
high fever	59
high-protein diet	96
hip	8
hip bone	12
hives	35
hoarseness	28
hospital director	86
hot pack	89
humerus	11
hyperpnea	59
hypertension	29
hyperventilation	59
hypotension	29
hypoventilation	59

I

Term	Page
ice bag	89
ileum	16
immunization	69
inch	60
incision	68
incontinence	31
incubator	105
index finger	7
induction of labor	103
infant	105
inferior	3
inferior vena cava	15, 19
infertility	32
inflammation of the intestine	45
influenza	48
inhalant	75
inhalation	69
inhaler	91
injection	68
insomnia	41
inspection	56
insurance	83

Term	Page
intensive care unit	81
internal	3
intestinal obstruction	45
intolerable	100
intravenous drip	69
intubation	69
irregular pulse	29
itch	35
IV stand	91

J

Term	Page
jammed finger	39
jaundice	26
jaw	4
jejunum	16
joint pain	39

K

Term	Page
Kawasaki disease	53
keratitis	51
kidney	19
kidney failure	46
kilogram	60
knee	2, 8
knee-chest position	71
kneecap	12
knuckle	7

L

Term	Page
lab technician	86
laboratory	81
laceration	54
laparoscope	66
laparoscopy	64
large intestine	17
larynx	14
lateral	3
lateral position	71
lavatory	80
laxative	76

Term	Page
left	3
left atrium	15
left ventricle	15
leg	2
leukemia	47
libido	32
lie down	100
lights-out time	98
lip	5
liquid diet	96
lithotomy position	71
little finger	7
little toe	9
liver	16
liver cancer	44
liver cirrhosis	44
liver function test	65
lobby	82
local anesthesia	68
lochia	104
long sitting position	70
low birth weight	103
low-salt diet	96
lumbago	39
lumber spinal anesthesia	68
lump	35
lump-sum birth allowance	83
lunch	96
lung	14
lung cancer	42
lymph	22
lymph gland	22
lymphocyte	22

M

Term	Page
magnetic resonance imaging	63
makeup	94
malaria	48
mania	41

INDEX

mattress · 98
measles · 53
medical care cost · 83
medical social worker · 86
melanoma · 52
menopausal disorder · 50
menopause · 106
menstrual disorder · 32
menstrual pain · 32
metacarpal · 11
metatarsal · 12
middle finger · 7
midwife · 86, 102
migraine · 27
mild · 100
miliaria · 35
miscarriage · 102
moderate · 100
mole · 34
morning sickness · 102
mortuary · 81
mouth · 5
mucus · 28
mumps · 48
muscle pain · 39
mycosis · 48
myocardial infarction · 43
myocarditis · 43

N

nailclipper · 95
nausea · 24
navel · 6
neck · 2, 4
negative · 56
neonate · 103
nephritis · 46
nerve · 13
neurosis · 41
nightwear · 98

nipple · 6
normal delivery · 103
nose · 5
nose drops · 75
nosebleed · 33
nostril · 5
numbness · 27
nurse · 86

O

obesity · 25
occupational therapist · 86
ointment · 75
oliguria · 31
operating room · 81
oral · 72
orientation · 58
osteoporosis · 38
otitis media · 51
outpatient window · 82
ovary · 21
over the counter medicine · 78
ovulation · 106
oxygen mask · 91
oxygen saturation · 58
oxygen tank · 91
oxytocic · 77

P

pain · 24
painkiller · 76
palm · 7
palpation · 56
palpitation · 29
pancreas · 16, 18
pancreatitis · 44
paralysis · 27
parathyroid gland · 18
Parkinson disease · 40
passage · 97

pelvic examination · 102
pelvis · 12
penis · 20
percussion · 56
perinatal center · 81
perineum · 21
period · 106
peripheral nerve · 13
peritonitis · 45
phalanx · 11, 12
pharmacist · 86
pharmacy · 81
pharynx · 14
physical therapist · 86
pill · 74
pillow · 98
pineal body · 18
pituitary gland · 18
placenta · 104
plasma · 22
platelet · 22
pneumonia · 42
pneumothorax · 42
pollinosis · 51
polyp · 26
polyuria · 31
positive · 56
posterior · 3
postpartum blues · 104
pound · 60
powder · 75
powdered medicine · 74
pregnancy test · 102
premature baby · 105
premature delivery · 103
prenatal checkup · 102
prescription · 78
pressure bandage · 89
prickling · 100
private expenses · 83

private room ... 84	right ventricle ... 15	slight ... 100
proctoscope ... 66	ring finger ... 7	slight fever ... 59
prone position ... 71	rub ... 100	sling ... 89
prostate ... 20	rubella ... 53	slipped disk ... 39
prostate cancer ... 46	runny nose ... 26, 33, 36	slow pulse ... 29
pulmonary function test ... 65		small intestine ... 16
pulse ... 58	**S**	smoke alarm ... 80
pulse oximeter ... 90	sacrum ... 12	sneeze ... 28
push ... 103	saline ... 75	soap ... 94
put in ... 100	saliva ... 36	sole ... 9
put on ... 100	sanitary pad ... 97	sore throat ... 26
pyelitis ... 46	scar ... 35	speak ... 100
	schizophrenia ... 41	speech therapist ... 86
R	scratch ... 54	spinal cord ... 13
rabies ... 48	scrotum ... 20	spine ... 10
radiology technician ... 86	sedative ... 77	spirometry ... 65
radius ... 11	semen ... 36	splint ... 89
rale ... 28	semi-Fowler position ... 70	sprain ... 38
rapid pulse ... 29	seminal duct ... 20	sputum ... 28
rash ... 24	sexless ... 32	sputum examination ... 65
receptionist ... 86	shampoo ... 95	squeezing ... 100
rectal cancer ... 45	sharp ... 100	stab ... 54
rectum ... 17	shaver ... 94	staff station ... 81
recumbent position ... 70	shaving hair ... 69	stairs ... 82
red blood cell ... 22	shin ... 8	stand up ... 100
red eyes ... 33	shooting ... 100	standing position ... 70
reflex ... 57	shop ... 85	stethoscope ... 66, 90
refrigerator ... 84	shoulder ... 2, 6	stiff shoulder ... 39
rehabilitation center ... 81	shoulder blade ... 10	stiffness ... 25
resident ... 86	shower room ... 80	stillbirth ... 103
respiratory rate ... 58	side effect ... 78	stinging ... 100
restraining band ... 89	sigmoid colon ... 17	stomach ... 16
rheumatism ... 38	sign ... 56	stomachache ... 30
rheumatoid arthritis ... 38	Sims position ... 71	stool extraction ... 69
rhinitis ... 51	sit down ... 100	stop bleeding ... 69
rib ... 10	sit up ... 100	stretcher ... 92
rice ... 96	skin cancer ... 52	stroke ... 40
rice porridge ... 96	skull ... 10	student nurse ... 86
right ... 3	sleep ... 100	sty ... 51
right atrium ... 15	sleeping pill ... 77	styptic ... 77

INDEX

subarachnoid hemorrhage · · · 40
sublingual medication · · · 74
subsidy form · · · 83
suction · · · 69
superior · · · 3
superior vena cava · · · 15
supine position · · · 70
supper · · · 96
suppository · · · 75
surgery · · · 68
suture · · · 68
swab · · · 88
sweat · · · 36
symptom · · · 56
syphilis · · · 48
syringe · · · 91
syrup · · · 74
systolic blood pressure · · · 58

T

tablet · · · 74
tachycardia · · · 43
take · · · 100
take off · · · 100
tarsus · · · 12
taxi stand · · · 85
tear · · · 36
temperature · · · 62
temple · · · 4
tension · · · 27
testis · · · 20
therapeutic diet · · · 96
thermometer · · · 90
thigh · · · 2, 8
thin · · · 25
threatened miscarriage · · · 102
three times a day · · · 72
throat · · · 14
throbbing · · · 100
thumb · · · 7

thymus gland · · · 18
thyroid gland · · · 18
tibia · · · 12
tocolysis · · · 77
toe · · · 9
toenail · · · 9
tonsillitis · · · 51
tooth brushing · · · 94
toothache · · · 26
toothbrush · · · 94
toothpaste · · · 94
trachea · · · 14
tranquilizer · · · 77
transverse colon · · · 17
Trendelenburg position · · · 71
tub bath · · · 104
tube feeding · · · 96
tuberculosis · · · 42
tweezers · · · 92
twice a day · · · 72

U

ulna · · · 11
umbilical cord · · · 104
underwear · · · 99
upper arm · · · 2, 6
upper respiratory tract
 inflammation · · · 53
ureter · · · 19
urethra · · · 19
urethral catheterization · · · 69
urinary bladder · · · 19
urinary stone · · · 46
urinate · · · 100
urination · · · 97
urine bottle · · · 92
urine test · · · 62
uterine fundus · · · 102
uterine myoma · · · 50
uterus · · · 21

V

vaccine · · · 78
vacuum extraction · · · 103
vagina · · · 21
valuables · · · 99
valve · · · 15
vein · · · 56
vending machine · · · 80
ventilator · · · 91
vice director of hospital · · · 86
visual acuity · · · 57
vitamin tablets · · · 78
volvulus · · · 45
vomiting · · · 24
vomiting blood · · · 30
vomitus · · · 36
vulva · · · 21

W/X

waist · · · 6
waiting room · · · 82
wake up · · · 100
wake-up time · · · 98
walk · · · 100
warm water · · · 95
wart · · · 52
wash-basin · · · 94
wastebasket · · · 84
weight · · · 57
weight scale · · · 90
wheelchair · · · 92
wheezing · · · 28
whiplash injury · · · 39
white blood cell · · · 22
whooping cough · · · 53
wig · · · 99
window shade · · · 84
wrinkle · · · 34
wrist · · · 7
X-ray examination · · · 63

病院で使える イラスト英単語

2013年2月10日　第1版第1刷発行
2024年5月1日　　　第8刷発行

■監　修　菱田治子　ひしだはるこ
■著　者　奥　裕美　おくひろみ
　　　　　朝澤恭子　あさざわきょうこ
■発行者　吉田　富生
■発行所　株式会社メジカルビュー社
　　　　　〒162-0845 東京都新宿区市谷本村町2-30
　　　　　電話　03(5228)2050(代表)
　　　　　ホームページ http://www.medicalview.co.jp/

　　　　　営業部　FAX 03(5228)2059
　　　　　　　　　E-mail eigyo@medicalview.co.jp

　　　　　編集部　FAX 03(5228)2062
　　　　　　　　　E-mail ed@medicalview.co.jp

■印刷所　シナノ印刷株式会社
ISBN978-4-7583-0435-1 C3047
©MEDICAL VIEW, 2013. Printed in Japan

・本書に掲載された著作物の複写・複製・転載・翻訳・データベースへの取り組みおよび送信（送信可能化権を含む）・上映・譲渡に関する許諾権は，(株)メジカルビュー社が保有しています．

・JCOPY〈出版者著作権管理機構 委託出版物〉
本書の無断複製は著作権法上での例外を除き禁じられています．複製される場合は，そのつど事前に，出版者著作権管理機構（電話 03-5244-5088，FAX 03-5244-5089，e-mail：info@jcopy.or.jp）の許諾を得てください．

・本書をコピー，スキャン，デジタルデータ化するなどの複製を無許諾で行う行為は，著作権法上での限られた例外（「私的使用のための複製」など）を除き禁じられています．大学，病院，企業などにおいて，研究活動，診察を含み業務上使用する目的で上記の行為を行うことは私的使用には該当せず違法です．また私的使用のためであっても，代行業者等の第三者に依頼して上記の行為を行うことは違法となります．